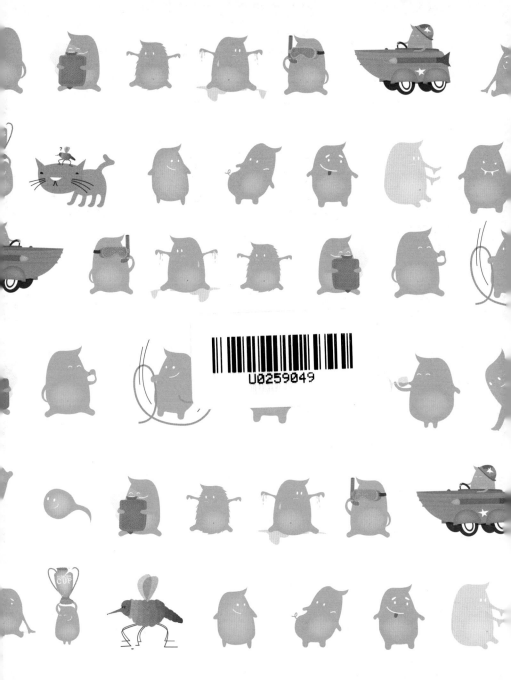

U0259049

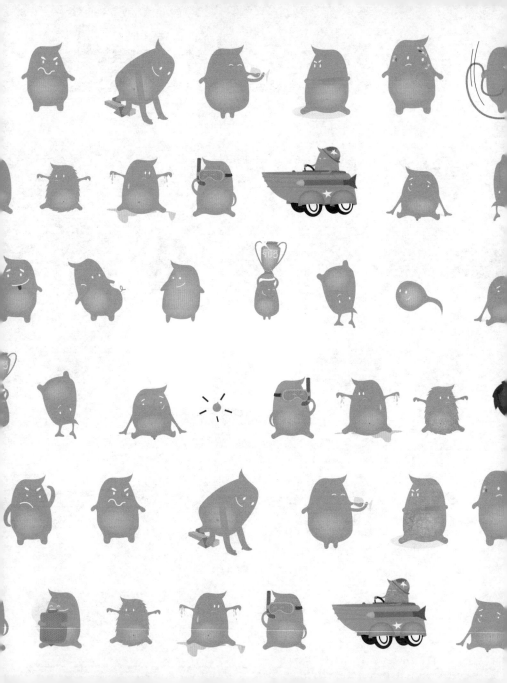

给准爸爸的
孕期手册

[荷] 杰拉德·詹森 / 著　　　[荷] 乔布、约里斯和玛莉克 / 绘　　　白雪 / 译

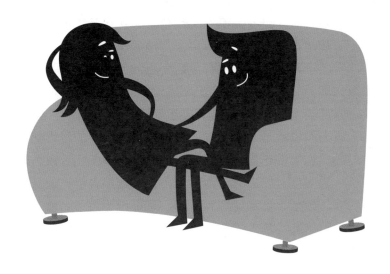

漓江出版社

前言

爱人第一次怀孕时，我便发现阅读她的孕期书籍妙趣横生。每周都会有一个小故事讲述接下来宝宝和"你"会发生什么变化。可是这个"你"曾经并不是"我"。那些故事并不是为我而写。你可能会感觉恶心想吐，感到一阵刺痛或是胃不舒服；别担心，这些都很正常。可我并没有感到阵痛，也没有胃不舒服。就算有，原因也不会像怀孕这样激动人心。此前，我从未想过怀孕感受如何，只想弄明白怀孕是怎么回事。一个受精卵怎么就变成了宝宝？脱氧核糖核酸是什么？染色体又是什么？但从来没人讲讲这些。

爱人怀孕三次，现在，对于这些孕期书里的口吻语气我理解起来更轻松准确了。比起女性，我在这方面的情感转变慢了十年之久，我猜其他男性也大抵如此。回想爱人第一次怀孕时，我自己根本不了解怀孕对她的意义，以及她在这方面投入了多少，她的忧虑担心有多严重。惹她烦心的不仅有肚子里的宝宝，还有说话大声大气、总拿妊娠日历开玩笑却本要成为"真正"爸爸的人。

因此，这本为爸爸们编写的书应运而生。一方面，它有很多彰显男性风格，或准确说就是书呆子气的故事，讲述怀孕的过程和生命的本质。另一方面，它会讲述爱人在怀孕时要经历哪些变化，因为这个阶段孕妈妈也有很多变化，您讲的笑话很难再让她放声大笑，如果您要去攀登珠穆朗玛峰，她也不再觉得这有多酷。这都说明教一名准爸爸了解一些"孕妇"常识没什么坏处。如果可以，我愿回到十年前，告诉自己一些绝妙提示。现在，我写下了这本书，希望能帮助阅读本书的准爸爸们。

杰拉德·詹森

9 个月还是 40 周？

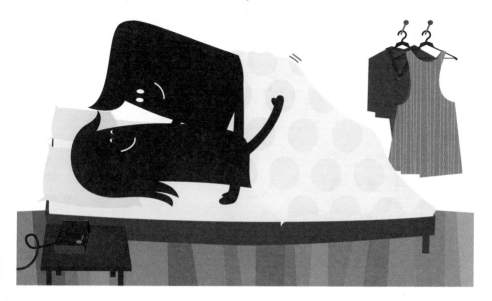

　　妊娠期历时 9 个月，而 9 个月意味着什么？有些月份 30 天，有些 31 天，2 月常常只有 28 天。当然这并不表示 2 月怀孕，妊娠期就会缩短。为了计算起来更加方便，我们常常会以周计算妊娠期。妊娠期一般会有 40 周。但不要忘记：医生提到的孕妈妈妊娠期第 8 周，实际上是指胚胎有 6 周大。医生是从妻子经期第一天开始计算，也就是怀孕前不久。

　　女性一般会在妊娠期第 5 周做妊娠检测，此时胚胎 3 周大，她的经期也已推迟一周。您在跟进吗？若是没有也别担心，这本书将会从最关键的一刻——受精开始。毕竟，这本书是为爸爸们量身打造的。不过，为了避免造成困惑，我们将遵循医生的计算方式，将受精过程归在第 3 周。顺便提一下，我们沿用美国梅奥医学中心的方式计算三月期，不过按照不同胎儿的发育情况，实际可能会有一两周的变化。

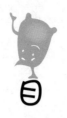

目　录

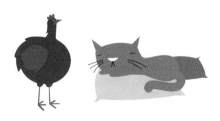

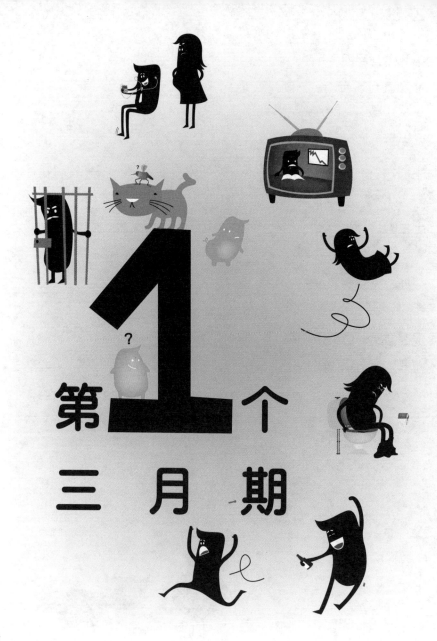

第 **1** 个

三 月 期

第一个三月期（孕早期）的初期和末期是孕妈妈的重要转折点。初期，她发现自己怀孕；从末期开始，流产的概率渐渐降低。

第 3 周

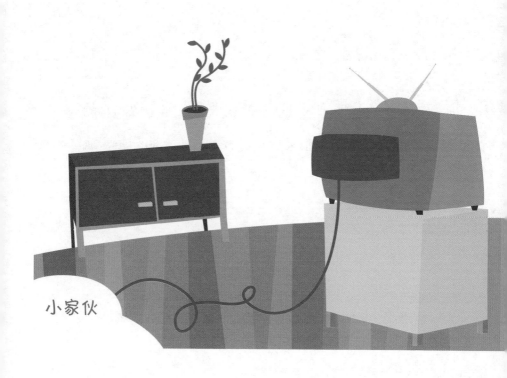

小家伙

　　您刚经历了人生中最重要的时刻，不论是规划好的还是意料之外，你推倒了第一块多米诺牌，它超乎想象。不论最初精子有多少，到达爱人卵子周围的精子最多 200 个，其中一个直接命中，穿过卵膜，进入卵子。卵子受精，细胞开始分裂。嘭……嘭……嘭……一个小生命诞生。

第 3 周

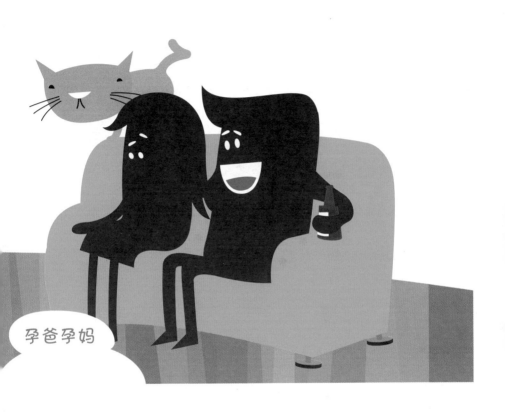

孕爸孕妈

　　受精 48 小时内，女性体内产生一种称为早孕因子的蛋白，它可以确保胚胎不受免疫系统影响，但我们观测不到这些变化。爱人的举止一切照旧，至少这个阶段如此。你们可能正闲适地看电视，而在她的子宫，种种神奇的变化正悄然发生。

第 4 周

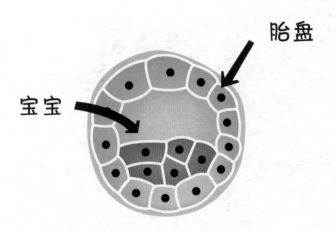

胎盘

宝宝

小家伙

细胞分裂持续 5 到 6 天后，孕囊变成大家熟知的胚泡。这个泡泡的内部两层变成宝宝，而外层会变成胎盘和羊膜囊。（也可参阅"鸡和蛋"章节的第 107 页。）受精之后的 6 到 12 天之间，胚泡会分泌人绒毛膜促性腺激素（HCG），它在妊娠初期的荷尔蒙交响乐中发挥关键作用。

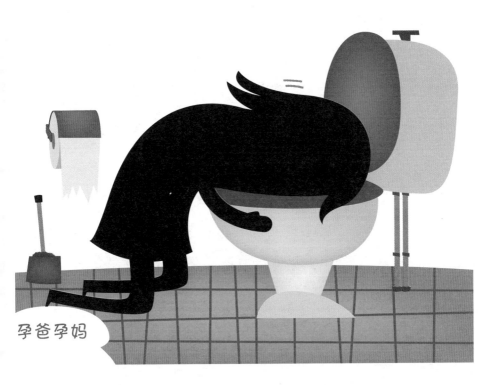

孕爸孕妈

人绒毛膜促性腺激素会促进卵巢内的黄体分泌黄体酮，反过来黄体酮又会促进子宫内膜的小血管生长，让受精卵在舒适的环境下生长发育。人绒毛膜促性腺激素会引起一些典型的妊娠反应，比如晨吐。妊娠检查可以检测出这种激素。从这一刻起，妊娠检查也会显示您的爱人已怀孕。

第一次孕检*

妻子怀孕后，您将见到一些新朋友。比如，产科医生，也可能会有助产士，甚至有导乐。导乐是怀孕或生育方面的陪护人员，鼓励孕妈妈，告知需要有人（没错，就是您）来宠爱她。

---

* 我国的实际产检项目与荷兰存在一定差异，请酌情参考。——编者注

塑料子宫

通常而言，第 8 周左右需要去看妇产科医生，若无特殊情况，最好去一次，可以初步了解神奇的分娩世界。

现在，有些医院可能会要求您陪您的爱人去参加准妈妈课堂。在那里，您可能会在某处看到有胎儿模型的塑料子宫。此外，您也可能会看到检查床周围的电子设备，只要不乱碰乱摸或乱开玩笑，便不会有什么麻烦。

一些私密问题

医生可能会问一些私密问题，包括月经史、以前的妊娠情况或与流产相关的事宜、家族遗传病史，甚至药物服用或家庭暴力等相关问题。这些问题包含关键信息，医生能根据这些信息给出相应的建议，帮助准妈妈顺利度过孕期。这会涉及您爱人的隐私，所以可能需要您回避一小会儿。

在此次检查中，医生会估算预产期，进行身体检查，给您爱人直接进行或告知她去做血检和尿检。医生也可能会谈及先天性缺陷筛查，这些筛查包括超声波（通常为 B 超）、羊膜穿刺和绒膜绒毛采样（CVS）（均为侵入式检测），以及较新的检测，即非入侵式血检，该项检测同样可以鉴定婴儿性别。此时您爱人妊娠期的长短也会决定她是否可以做第一次超声波检查。如果可以，您就有可能首次目睹宝宝的心跳的画面。

心跳

第一次孕检过后，距下次检查大约还有 4 周时间。一般来说，第二次孕检侧重检查宝宝的心跳——既可以通过超声波查看，也可以借助一种特殊扬声器，即多普勒胎心监测仪来听宝宝心跳。这一刻让人感慨万千，激动非凡：心跳声可能就像小狗的喘气声或是小马的奔腾声。

在第二个三月期，每四周要到医院检查一次。等到第三个三月期，就要更为频繁一些，临产前每周都需要去医院检查。每次检查，医生都会测量孕妈妈血压并检查宝宝心跳，同时也会测量宝宝的身长并检查胎位。

超声波

超声波仪器将孕妇腹部的情况以人耳听不到的声波形式呈现出来，描绘出胎儿的大致样子，借助显示屏可以看到这些画面。一般会采用二维超声，即 B 超来进行诊断。第 8 到 12 周期间进行的超声波是为了测量胚胎长度，帮助医生判断孕妇的孕周和预产期。

第 18 到 20 周左右，会进行更为详细的超声波（通常称为大排畸）检查，检查胎儿发育情况，判断羊水是否充足。此次检查最重要的是筛查可视的先天性疾病或结构性异常。

超声波检查属于医学检查，结果仔细详尽。当一切正常，看到宝宝健康发育会无比幸福。您能知道宝宝又长大了多少，是不是已经开始吮吸拇指，是不是好动乱踢。但是，不可避免地，超声波检查也可能会检查到宝宝的异常情况——了解这些信息着实有用，但听到却很难接受。此外，医生检查到的异常可能并不存在，这会给孕爸孕妈带来不必要的压力。最后，别忘了医生并不是什么都能检查得出，也就是说某个已存疾病也可能会被遗漏。

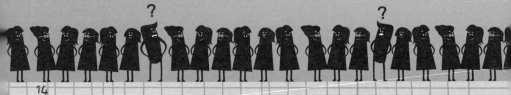

产前筛查

现在，通常要进行多项产前筛查，看看宝宝是否有什么异常情况。做这些检查的目的就是希望得知一切都好，没什么异常。若检查到异常情况，就不得不处理一些难题。需要注意：各个地区的检查规定各不相同，检查前需和医生确认当地细则。

Rh 因子

四种不同血型分别是：A 型、B 型、AB 型和 O 型。此外，还有 Rh 因子（也称恒河猴因子）阳性或 Rh 因子阴性。您的血型可能是最常见的 O 型阳性，也可能是最罕见的 AB 型阴性。全美大约有 15% 的民众为 Rh 阴性血型。

如果您爱人为 Rh 阴性，而您的为阳性，那可能会有问题。若宝宝的血型为阳性，孕妈妈体内就会产生 Rh 阳性血液的抗体，对宝宝健康十分不利。如果这是孕妈妈的头胎，那孕妈妈体内还没有开始形成针对宝宝血液的抗体，这次影响不大，但之后再次怀孕，这个问题会让您特别担心。所以孕妈妈要在第 28 周左右注射 Rh 免疫球蛋白，以防意外。此次注射能确保孕妈妈不会产生抗体。如果宝宝为 Rh 阳性血液，分娩后孕妈妈也需要再次注射该蛋白，确保下一胎不会受影响。如果宝宝为 Rh 阴性血液，则孕妈妈没必要注射该蛋白。

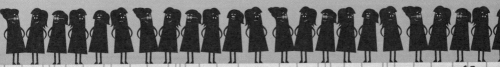

NT 检查

NT 检查一般安排在怀孕 11—14 周期间，通过超声扫描测量胎儿颈项透明层的厚度。染色体异常的胎儿，其颈部透明带会明显增厚，特别是患有唐氏综合征的胎儿。

唐氏综合征四联筛查

唐氏筛查是在第 14—20 周进行的孕妇血液检测，检测胎儿可能出现的染色体异常问题。目前唐筛检查是化验孕妇血液中的甲胎蛋白（AFP）、人绒毛膜促性腺激素的浓度，并结合孕妇的年龄，运用计算机精密计算出怀有唐氏综合征胎儿的危险性。若患病概率较大，孕妈妈需要做后续检查，其中会包括较新的 DNA 筛查、绒毛膜采样（CVS）或羊膜穿刺。但不论结果如何，仍有怀患唐氏综合征的宝宝的风险。

DNA 筛查

DNA 筛查（MaterniT21，Harmony 等）是通过检查孕妈妈的血液排查胎儿可能出现的染色体异常问题。由于母体血液含有少量胎儿 DNA，因而检测可靠可行。此外，这些测试也能判断胎儿性别与血型。

孕妈妈们可能更倾向于做一些非侵入式的血液检查，它们没有流产风险，结果可信度高。这些检查在妊娠期第 10 周就可以做。不过，这还要取决于孕妈妈的年龄和身体状态，医生可能并不推荐该项检查，医

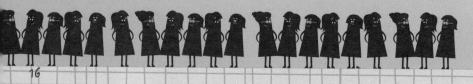

保中也不包括此项检查。

绒毛膜采样

绒毛膜采样的优点在于它能在第 10 到 12 周检测，时间较早。缺点是无法检测到神经管畸形，且较羊膜穿刺而言，它的流产风险更高。该检测中，医生会用一根穿刺针抽取胎盘中的一小片细胞组织，培育该组织并研究它的 DNA。在一些罕见案例中，绒毛膜采样检查的各项结果会产生差异，这意味需要继续再做羊膜穿刺。

羊膜穿刺

羊膜穿刺通常在第 15 周后进行（最佳穿刺抽取羊水时间是妊娠第 16—24 周），医生使用穿刺针从孕妇的腹壁穿入胎儿的羊膜腔中，抽取羊水。检查羊水可以判断宝宝染色体或 DNA 是否正常，另外新陈代谢紊乱、脊柱裂或无脑畸形等问题也有可能显露。

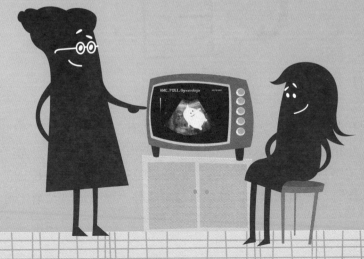

第 5 周

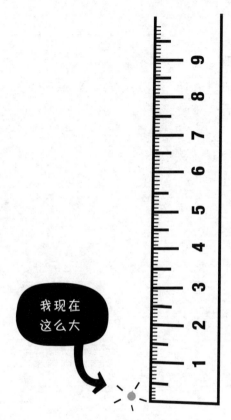

我现在这么大

小家伙

现在胚胎是一个芝麻大小的小粒，共有三层：外胚层、中胚层、内胚层。外胚层包括大脑、神经系统、皮肤和指甲，它们会更先生长。（也可参阅"脑部发育"，第 79 页。）中胚层包括早期发育阶段的心脏、血细胞、骨骼、肾和肌肉。内胚层将发育成肺、呼吸道以及消化道。

第 5 周

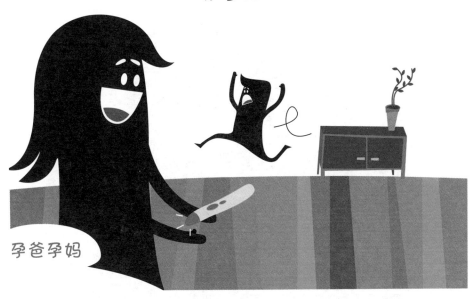

孕爸孕妈

通常来看，这是充满各种早孕检查的一周。孕妈妈看到各项结果后可能会发出奇怪的声音。她可能会特别开心，也可能一点儿都不开心，还可能百感交集。您可能感到震惊，满心茫然，不知如何是好。盯着验孕棒上的两条线，大脑停止运转，就像个僵尸。您可能在房间里走来走去，或在椅子上摇前摇后。早上起床准备喝点东西，吃点面包，可到了厨房却不知道自己要干什么。

可能您喜欢从爱人身后慢慢靠近她，并从她的身后抱住她，但要意识到这时她的胸部异常敏感。男性常常不知道怎么表达他们的内心所想，他们不擅长表达情感，有时会让人觉得冷淡，让女性误解。这时适当表达一下也无伤大雅，男性常常用行动表达内心情感，但有些举止却充满孩子气，甚至让人恼怒。

第 6 周

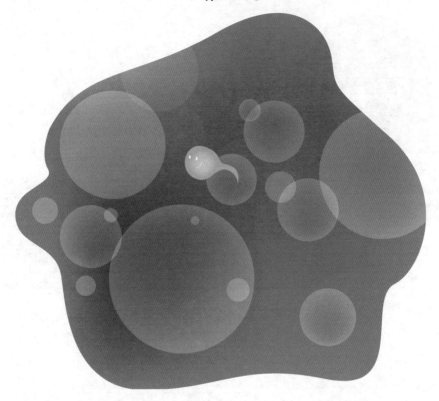

小家伙

现在看不到胚胎其实是好事，不然您可能会怀疑那是不是自己的孩子。胎儿现在头臀长约 6 毫米，就像一只突变的蝌蚪。这时胚胎已经开始长出小小的嫩芽状突起，这会发育成宝宝的胳膊和腿。神经管闭合（更多内容请参阅第 80 页），这时胎儿双眼和双耳也开始发育，心脏开始跳动。

第 6 周

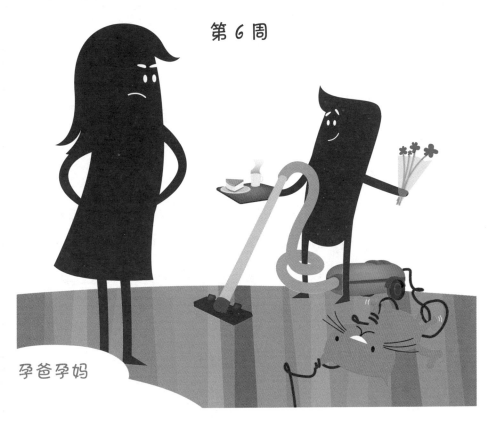

孕爸孕妈

　　现在，您可能会忘记邀请朋友晚上来玩，也不能再痴心妄想晚上 8 点以后的狂欢生活。孕妈妈晚上会感到难以想象的疲劳，她将无比感谢您能快速适应这种改变，感谢您的关怀体贴。你们一起蜷缩在沙发上，晚上早早休息。您若是想营造温馨愉快的家庭氛围，就要确保不会加班到太晚，而且饮食健康。您可以经常问问妻子是否已和医生约好看诊时间，是否按时服用叶酸和维生素 D（叶酸对胎儿发育至关重要，维生素 D 能预防妊娠糖尿病、先兆子痫以及早产。最好选择孕妇专用维生素）。问这类问题会让您的妻子觉得您特别疼惜她。

第 7 周

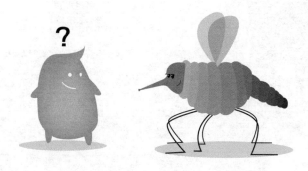

小家伙

　　这时，胚胎从头到臀还不足 13 毫米长，从头到臀的测量方法是医生最常用来测量子宫内胎儿身长的方式。上周，爸爸的小不点儿还只是只有趣的小蝌蚪，现在看起来就有点娃娃的模样了，像一个外星宝宝，可能有方形大头，不过四肢像常人一般（当然，宝宝的双手更像两个鸭脚板）。宝宝的鼻子、嘴巴、眼睛、大脑和肾也都在健康地发育。

第 7 周

孕爸孕妈

　　如果您在养猫，从现在开始您可能摇身一变成为"铲屎官"。猫咪的粪便中可能含有弓形虫，这是一种可以引起弓形虫病的寄生虫。不过只要您能及时清理猫砂盆，事后洗手就没关系。不论怎样，如果您能照料猫咪定是好事。宝宝出生后，妈妈和猫咪的关系常常有所改变，也就是说他们的关系会越变越糟。顺便提一下，生肉中也可能有弓形虫，因而建议孕妈妈不要吃非全熟牛排（或其他非全熟的肉类食物）。既然提到这个问题，最好建议您所有的女性朋友都不要食用各种未经加工处理的奶制品（它们可能携带沙门氏菌、大肠杆菌以及李斯特菌）。

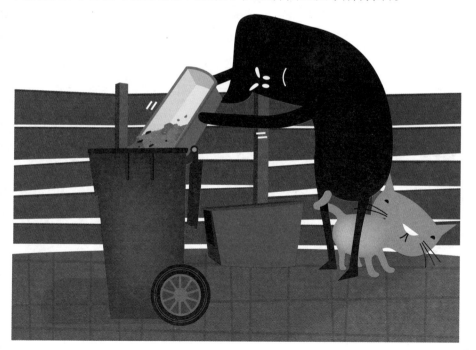

第 8 周

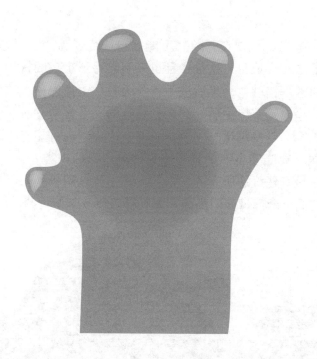

小家伙

本周，胚胎长约 1.5 厘米*，小脑发育迅速，两个肺开始形成。小小的胳膊和双腿变得更长，胳膊末端开始长出手指。宝宝也开始一点点移动。

---

* 第 8 周到第 20 周期间，胚胎长度指由顶部到躯干下端的长度，即头顶到臀部。"真正"的长度很难准确测量，因为小家伙的腿还没有完全从躯干中伸展出来。长度数值也仅是平均值，不必对号入座。——译者注

第8周

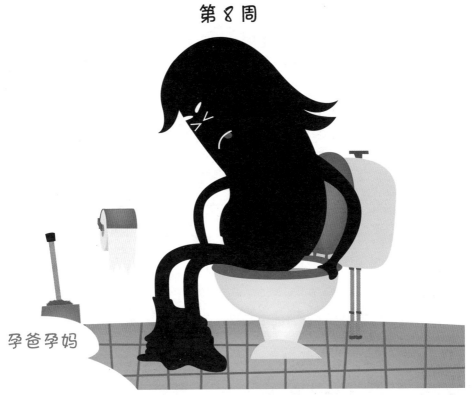

孕爸孕妈

　　如果您的爱人之前还没有感到恶心或其他不适，那么它们很有可能这周就要来捣乱了。尤其是在早上，孕妈妈会感觉无比痛苦，鼻涕不止，头痛、恶心以及呕吐不止。对有些女性而言，"呕吐"常常发生在夜间。白天她可能会感觉一切在慢慢恢复变好。您一定要好好呵护她。如果孕妈妈感觉恶心，可以多喝水，吃些小零食来减轻痛苦。众所周知，孕妇常常出现的另一个问题是便秘。突然间，她开始担心自己连去卫生间都成问题，又怎么能顺利分娩。您要把这当回事，体谅关怀妻子。顺便提一句，如果她没有遭受任何痛苦，也不必担心。这个阶段确实有些女性没有什么身体不适。

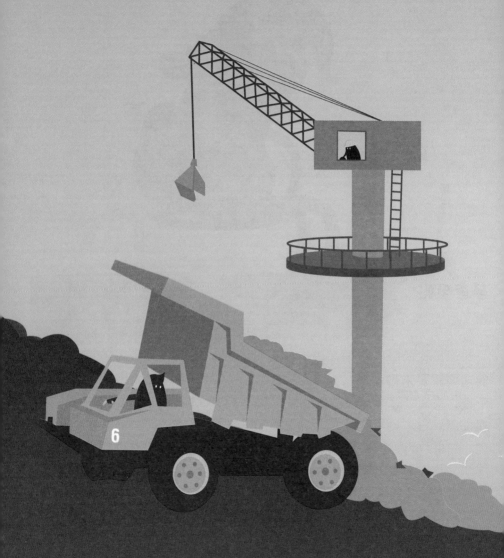

什么是生命？

　　许多女性怀孕后会发生一些不可逆转的改变，比如发现自己无法忍受乱七八糟。有可能您是一个主张"凌乱环境更为舒适宜居"的人，但我建议您尽早把它抛在脑后，想想"生活"究竟是什么，这可是个绝妙的主意。它可能会帮助您理解做家务的重要作用。从科学的角度来看，"家巢"便有些意义了。

错乱，紊乱和混乱

不论发生什么，最重要的自然法则归结起来就是紊乱——或者说混乱——程度不断加深。冰块融化就是一个例子。起初水分子有序排列分布，然而随着冰块融化，水分子逐渐分离，开始交汇成一摊水。清理一大块冰可比收拾一摊水容易得多。

冰柜

"啊哈！"你可能会想，"我只要把水放到冰柜就好啦，它会结成冰，水分子也就会恢复原先的排列顺序，对吗？"

没这么简单。没错，排列顺序可能看似恢复了，但体系内的紊乱仍会不断加重。这是因为冰柜发电机产生的热会促进空气分子的运动，盘旋在四面八方。这种紊乱实际上要比水结冰过程中出现的紊乱更严重。

混乱让一切乱上加乱

另一个例子就是咖啡杯。落地，摔碎。咖啡杯永远不会摔碎后再复原如初。当您看到碎片飞到一起，复原成一个完整的杯子，便意识到自己看的是电影回放。电影如果快进，事情从来都是越变越乱。摔碎很容易，而永不摔落或复原如初却难上加难，而这个世界的混乱也是越来越严重。

混乱中的井然

生活似乎在嘲笑这条自然法则。在无尽的混乱荒漠中，生活创造出短暂且条理井然的绿洲。有机生命体不知怎么可以暂停混乱，甚至是反转局面，让一切井然有序。从小小的石灰片逐渐形成贝壳，土壤和空气可以培育出树叶。一个生命在其体内形成次序——修复骨折，增强肌肉，产生脑突触，防止退化。

然而，恰如上文提到的冰柜一例，混乱法则认为生命有机体将加剧外部混乱，这个原理正如冰柜一例——因为热量四周分散。此外，我们的身体要以其他生命有机体创造的"有序物质"为生，最后却将它"混乱"排出。吃掉鲜美的苹果，却排出一堆混乱杂物，混乱愈演愈烈。

如果我们能确保家中整整齐齐，那么家就是一种生命有机体，井然有序，不会为尘土飞扬的外界添乱。当一切归位有序，及时清理，才有"生命"可言。地球上混乱无章的速度越来越快，这要归咎于清理问题（垃圾填埋，环境污染），不过这是另一回事了。

更多信息:《生命是什么》埃尔温·薛定谔著（剑桥大学出版社）

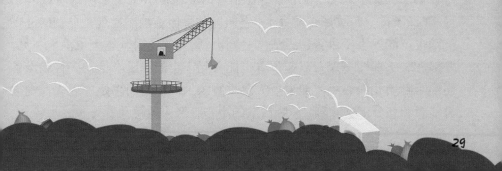

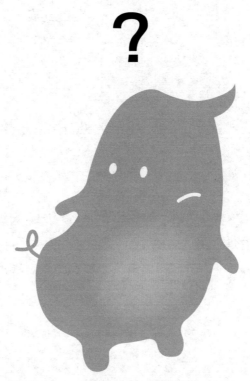

小家伙

一些专家称胚胎在这周会正式变成胎儿（也有专家称这一变化发生在第 10 或 11 周）。抛开那些专业名词，现在这个小家伙约有或者超过 20 毫米长。四肢都在发育生长：肌肉和骨骼正悄然显现，早期的乱踢乱动也可能发生（尽管还无法感受到）。胎儿的尾巴基本上也消失不见，发囊和乳头渐渐显现。双腿下方也能看到小小的脚趾。借助多普勒设备还能听到胎儿的心跳。如果爱人要去看医生，抽时间陪她一起去，她很可能想和您分享这一刻：一颗勇敢的小心脏努力地跳动着。

第 9 周

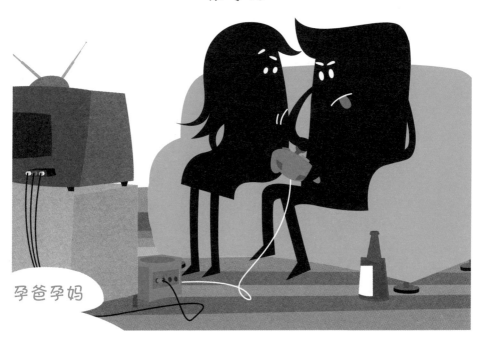

孕爸孕妈

　　对于孕妈妈而言，这周会很艰难。易怒的情况十分常见，她感觉快要被压力和焦虑压垮。那这一切将如何解决呢？您会时不时发现爱人正可怜巴巴地盯着自己。她可能不会说出口，但心里正想着："他光顾自己舒坦，根本不知道我将面临什么。不会打扫房间，不会做些打算，光想着船到桥头自然直，笨家伙。"如果您多加注意，便会发现爱人每次投向你的目光满含幽怨，她的压力越来越大，这时您可以提议一起去散散步。对于孕妈妈而言，压力可不是好事，而散步恰好可以减轻焦虑。（请参阅第 92 页"压力与怀孕"。）对多数男性来说，另外一个好处体现在他们发现夫妻边走边谈会让沟通更顺畅轻松。散步时，您可以说些体贴关怀的话逗她开心，增加她对您的信心，缓解她的压力。

第 10 周

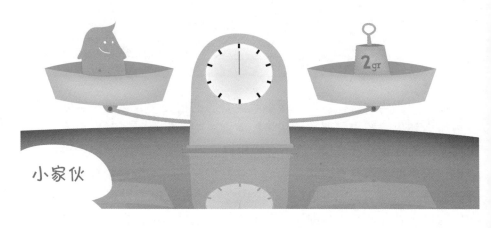

小家伙

　　宝宝现在大约 38 毫米长，四肢快速发育，两肢可以弯曲。胎儿手指和脚趾间的薄膜消失不见，齿芽生长，同时颈部和双耳也在发育。

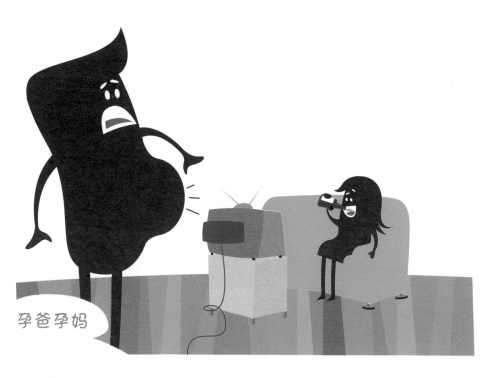

孕爸孕妈

　　说得委婉点，您在家里的地位又降了一级；若说得坦率些，不论您现在怎么想，有何感受，想要什么都无关紧要了。您的爱人每天早晨醒来，想的全是宝宝，夜间上床休息也是如此。吃晚饭时，你正在谈论这一天发生的趣事或重大事件，爱人却漫不经心，她满心都在想肚子里的宝宝。您可能觉得没意思，但现在可不是您表达不满的时候。怜惜关爱她，这可能不是您的强处，可毕竟您是一个男人，要尽力而为。想象一下您肚里怀着一个宝宝，然后……哦，就是这样，别担心。不论如何，感觉自己受到冷落的时候还是要控制一下。

第 11 周

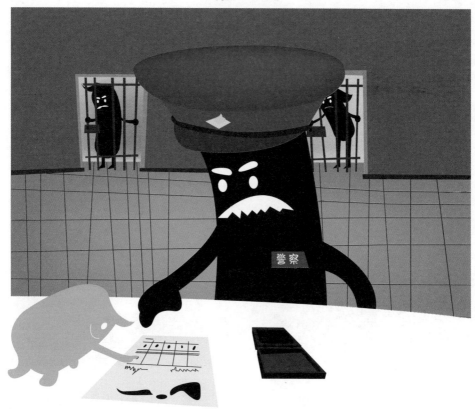

小家伙

　　胎儿的眼睛、嘴巴和鼻子都发育良好。原先的小蝌蚪已经变成长 50 毫米左右、有着真实脸庞的小娃娃。宝宝身体一点点伸展，肝脏产生红细胞，肾脏也开始工作。一些较大关节，如膝盖和肘部也慢慢成形，生殖器官也开始发育。

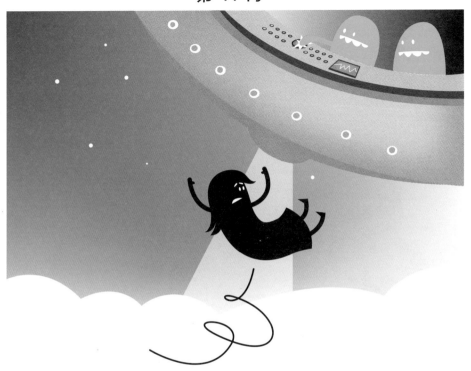

孕爸孕妈

　　您的爱人行动举止很可能会变得怪异，突然爱吃曾经厌恶的食物，突然不再喜欢奶沫咖啡。这时就要控制您的多疑好奇。现实生活不是拍电影，并没有异域怪人入侵您爱人身体。她举止有些怪异完全正常，都是荷尔蒙在捣乱。

第 12 周

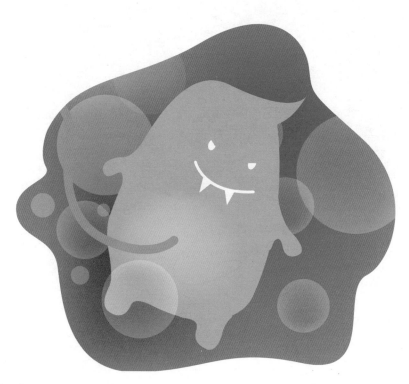

小家伙

　　胎儿现在约 64 毫米长，重约 14 克。最初位于头部边侧的双眼开始慢慢拉近距离，双耳移到正常位置，手指长出小指甲，垂体开始分泌荷尔蒙。

第 12 周

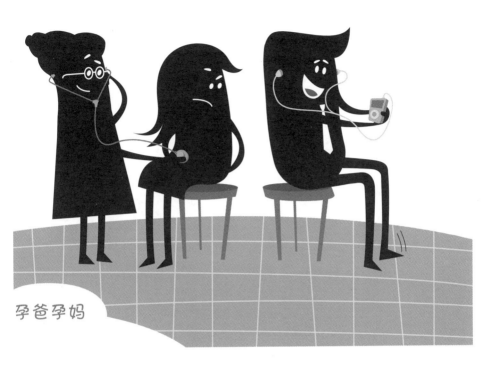

孕爸孕妈

　　通常情况下，借助医生的多普勒设备可以听到宝宝心跳。如果您陪爱人一同前去看诊，很可能就一直呆呆地坐在那里，对于听到的一切很茫然。不过没关系，男性的反应大多如此。但这并不意味着您无关紧要，因为孕妈妈可能记不住所有医嘱，这时您就要认真听好。

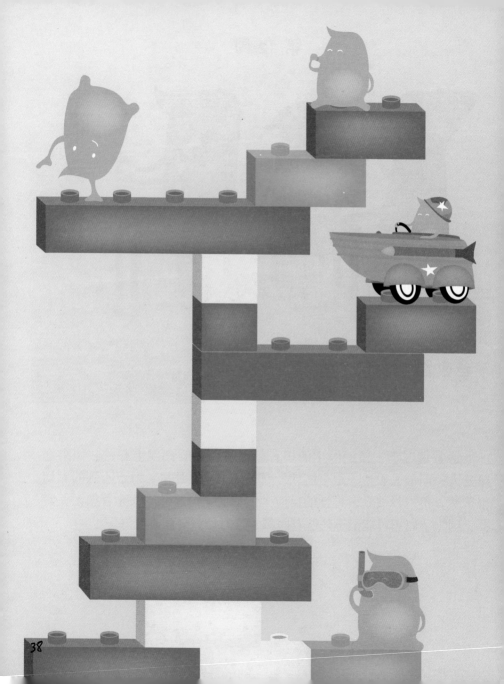

DNA,
染色体和基因

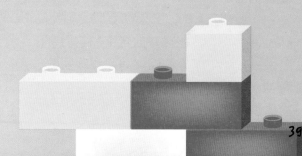

当然，人人都知道染色体和 DNA 是什么。因为基因，宝宝们才有黑眼睛、蓝眼睛或棕眼睛，对吗？还有一些事需要明白，但您完全不必精读或细究资料，不过等宝宝出生后您会觉得它妙趣横生，想要弄明白为什么棕色眼睛的父母会生出蓝眼睛的宝宝。

我们由无数细胞（约 37 万亿个）组成，包括皮肤细胞、肝细胞、脑细胞等。一个细胞包括一层膜——它将所有包裹在一起，还有一个细胞核——细胞的中心。细胞里充满含有无机盐、脂肪、碳水化合物以及蛋白质的细胞液。可以将细胞看作微型工厂，机器和工人均由蛋白质组成。人体含有几千个不同类型的蛋白质，包括毛发中的角蛋白、皮肤中的胶原蛋白等。

所有蛋白质均由名为氨基酸的构成要素组成。正如您可以用几块乐高积木搭出五花八门的东西——消防车、房屋、树木等，人体内各种形状与功能的蛋白质正是由 20 种不同的氨基酸形成的。

蓝图

蛋白质的形成并非是一个随意排列的过程，它是严格按照蓝图构建。这个蓝图在每个细胞核内的 DNA 分子中都有体现。DNA 分子像一条交互排列的长链，化学家将该长链中包含的物质称为脱氧核糖核酸。连接长链的梯阶由两个契合的半阶组成。组成这些半阶的四种物质分别是：胸腺嘧啶（T）、腺嘌呤（A）、胞嘧啶（C）和鸟嘌呤（G）。

不必记住这些拗口的名字和它们奇怪的样子，想象一下，就像用氨基酸搭建积木。胸腺嘧啶和腺嘌呤完美组合，同样，胞嘧啶和鸟嘌呤也是如此。不过，胸腺嘧啶不能与鸟嘌呤组合，腺嘌呤也不能和胞嘧啶组合。换个比喻来说，一个 DNA 分子就像两个图腾柱，牵引在一起，相互支撑。胸腺嘧啶的手会一直握住腺嘌呤的手，胞嘧啶的手也会紧握鸟嘌呤的。

序列

分开两个图腾柱时，您会发现它的两个字符串相互对应。DNA 分子的一半可以用来形成它的另一半。起初，这个序列看起来杂乱无章，比如 ATGTACCGTGGATAA。不过这些字母的顺序并非是看起来那样无序，它是简单蛋白质的形成方式。这一序列展示氨基酸应如何排列。上面那串编码的含义是：

ATG: 开始

TAC: 酪氨酸

CGT: 精氨酸

GGA: 甘氨酸

TAA: 结束

这种与某个蛋白质构建蓝图对应的 DNA 代码称为基因。

字符串

我们可以把 DNA 比作一张由阿拉伯数字 0 和 1 刻录的光盘，而蛋白质就是您在播放那张光盘时听到的音乐。但 DNA 并非光盘；它是超过 1.8 米长的字符串。由于单个 DNA 分子中遗传物质的字符串太长，若不是护在蛋

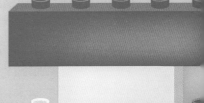

白质中，就会乱成一团。DNA 分子和蛋白质的组合称为染色体。

染色体中的蛋白质保证了并非细胞内的所有基因都会被激活。例如，蓝眼睛的基因可能会被紧紧困在肌肉细胞之中，不过它可能活化于一个眼细胞中。在一些酶的作用下，相关 DNA 片段迅速转录为信使核糖核酸（mRNA），氨基酸分子会根据信使核糖核酸的碱基排列合成蛋白质，使得相关基因得以表达显现。借用另一个与音乐相关的概念：就像一台自动演奏钢琴通过旋转的多孔滚筒自动奏出音乐。

染色体对

染色体成对组成。一般来说，每个人有 46 条染色体，分为 23 对，22 常染色体和 1 对性染色体，每对染色体一条来自父亲的，一条来自母亲。根据递减长度将常染色体（任何非性染色体）从 1 至 22 编号：最长的染色体为 1 号，最短的染色体为 22 号。性染色体用 X 或 Y 表示，女性有两条 X 染色体，一条来自父亲，一条来自母亲。而男性有一对 XY 染色体对，是唯一两条染色体长度不同的染色体对。

眼睛

多数染色体都是双倍出现，基因也是如此。每个蛋白质都有双重构造计划——一个来自父亲，另一个来自母亲。这便解释了为什么父亲 A 型血和母亲 B 型血，却可能会生下 AB 型血的孩子。同样，眼睛也是如此，眸色由两对等位基因控制，孩子可能同时具备蓝色眼睛和棕色眼睛的基因。如果蓝棕色的双眸看起来偏棕色，这说明棕色是主色。父母如果都具备蓝色眼睛和棕色眼睛的基因，且看起来偏棕，他们孩子的眸色基因可能都是棕色，或由一条蓝色和一条棕色组成，或都是蓝色。前两种情况孩子双眸偏棕色，后者则为纯蓝。

色盲

出现两条几乎完全相同的蛋白质是一种内嵌的安全措施。如果母亲基因有缺陷，父亲的基因常常可起到弥补作用，但并非事事如此。事实上，男性有一对不对称染色体，即 XY 染色体。如果男性 X 染色体出现缺陷，则会诱发问题。众所周知的例子就是红绿色盲，这也是为什么这种病多发于男性。

更多信息请参阅:《双螺旋——发现 DNA 结构的故事》詹姆斯·沃森著（西蒙·舒斯特出版社）

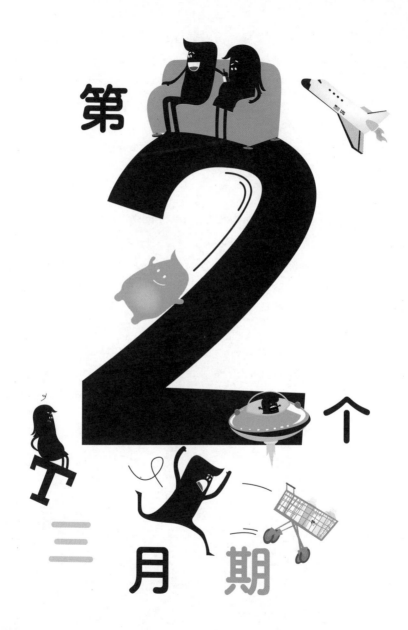

第2个三月期

对您爱人而言——当然对您也是——这个阶段是活力满满的开始。她的能量抵过三人，有各种奇思妙想，脸颊红润，还会将婴儿房粉刷成粉红色。

第 13 周

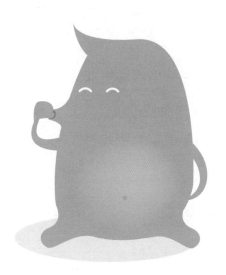

小家伙

此时，婴儿身长约76毫米，身体慢慢开始有知觉。他可以活动米粒大小的手指。尽管这时婴儿大部分排泄物都是通过脐带排出，不过他也开始在羊水中排尿。还好，宝宝的尿液没有那么黏浊。

第 13 周

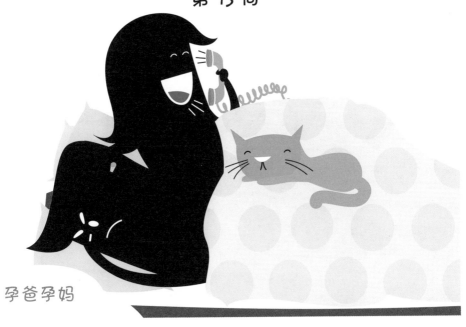

孕爸孕妈

　　从本周开始，很多孕妈妈开始和那些愿意聆听的朋友分享怀孕喜事。她们在通话时有聊不完的话题，还时不时发出阵阵惊呼尖叫，这时，手机信息也纷至沓来。您要了解女性之间的聊天方式不同于男性，并不是简单地说句"嗨，我怀孕了"，然后简单地回应"哦，恭喜"。关于这个话题，她们之间需要谈论的内容很多很多。如果您感觉那都是一些空话，也并非全错，不过实际需要谈论的确实要比看起来的多很多。实际上，这些交流对话细致入微，往往让男性难以理解。男女的社会时钟虽然是同步的，但他们大脑处理感情和社交的速度却不同步，这就会让他们之间的沟通理解产生障碍。对大多数男性而言，所有这些事情的具体意义一直都是含糊不清，那么就让各位孕妈妈尽兴畅聊，您只要感恩这种行为有意义就好。

第 14 周

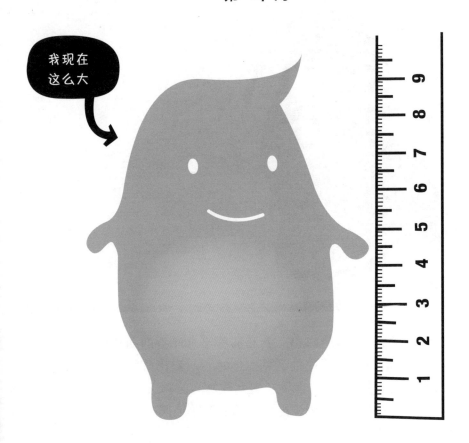

小家伙

现在，婴儿身长约 90 毫米，开始长出头发和被称为胎毛的身体绒毛。卵巢或前列腺开始形成。脖颈更长，也更显形。

第 14 周

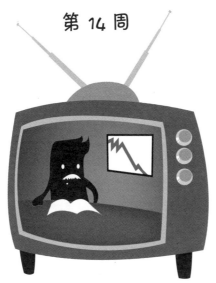

孕爸孕妈

　　如果爱人此时身体仍然虚弱，荷尔蒙不稳定，那么这周情况应该会有所改善。但也别太激动欣喜，她可能会列一张要他人来完成的家务清单：现在就想要一间新厨房，即刻就想把您的书房改成婴儿房，当下就要清理庭院或是车库。要强调的是"马上行动"。反抗也没用，最好就是帮忙去做，马上行动。与此同时，尽力保证孕妈妈吃饱，吃得健康。如果她的碗盘空了，正盯着您的盘子，看起来饥肠辘辘，那就分些食物给她。让她度过舒适的妊娠期，给她买些有趣好看的杂志，再买些浴盐，浴缸放好水，让孕妈妈沉浸在温水中。如果您喜欢收看夜间新闻，确保不要打扰到爱人。她可能不想看到令人痛苦的社会事件或有关政治的明争暗斗，她可能更想看《唐顿庄园》或是用 DVD 放一部温馨的电影。确保有一天她回想起来，自己的妊娠期是一段绝妙开心的经历，而不是一段中东冲突不断、股市崩盘、新英格兰爱国者输掉超级碗*的时期。

---

*　超级碗（Super Bowl）是 NFL 美国职业橄榄球大联盟的年度冠军赛，超级碗多年来都是全美收视率最高的电视节目，并逐渐成为一个非官方的全国性节日。

第 15 周

小家伙

现在，婴儿长约 110 毫米，开始到处挪动，四处乱踢，吮吸拇指，晃动脚趾。肾脏持续发育（宝宝开始吞吐羊水，虽然那大部分都是他的尿液），骨骼也继续生长。

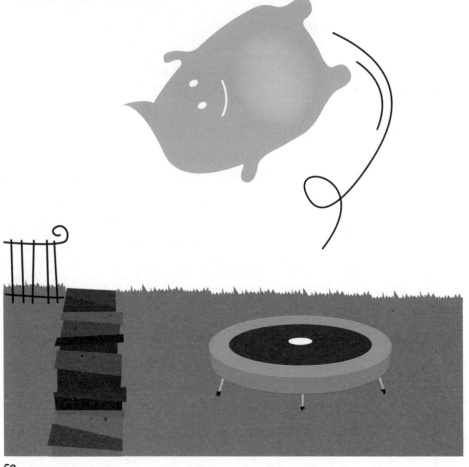

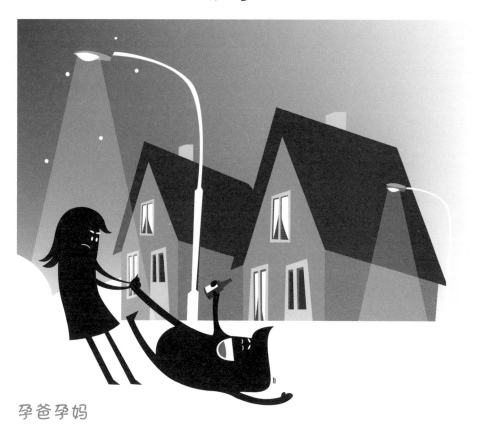

孕爸孕妈

如果你们晚上要出去参加活动，为保证安全，您的爱人不能沾酒。切记，就算您觉得自己6扎啤酒过后仍幽默风趣，可她或许不这样认为。正如您所察觉的，爱人已经改变很多。为保持公平，充分理解她，尽量在参加聚会时克制自己不喝酒。您可能会想，跟着怀孕的她，人们怎么总是讲些老掉牙的笑话，一举一动也是那么幼稚，可这就是您参加聚会却不能喝酒时看到的真实情景，谢天谢地您有了一个早回家的好理由。

第 16 周

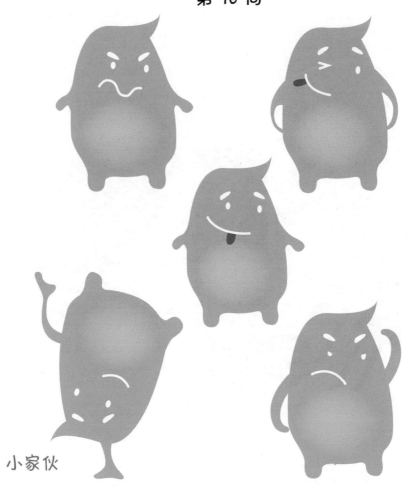

小家伙

　　这时，婴儿长 100—127 毫米，他的眉毛已经出现，他的脸庞渐渐成形。这时，他可以试着做做鬼脸。同时，他也可以转动眼球，看得见光亮。

第 16 周

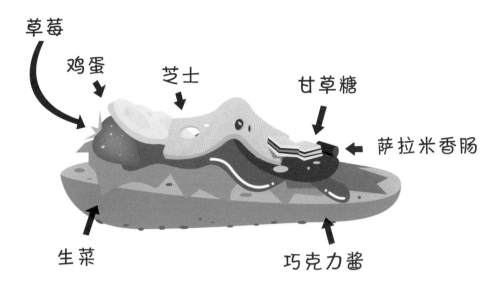

草莓

鸡蛋

芝士

甘草糖

萨拉米香肠

生菜

巧克力酱

孕爸孕妈

本周有好消息也有坏消息。这周前后，孕妈妈的腹部会有全然不同的感觉，有点像胀气，但也不尽然。孕妈妈能感觉到宝宝乱跳乱动，这是好消息。坏消息是越来越多的疼痛不适开始出现：后背疼痛、头晕目眩、关节和双手肿胀。这时最好往家里带些热水瓶和暖暖贴。

当爱人午夜时分跌跌撞撞走下楼梯，突袭食品储物柜，搜寻牛肉干、奶酪块或是酸黄瓜，您都不必大惊小怪。无须过分忧虑这些食物对宝宝健康有损，时不时吃点零食不会对健康有多大损伤。

本周，您爱人可能要预约第 20 周超声波检查（大排畸）。（可参阅第 14 页。）

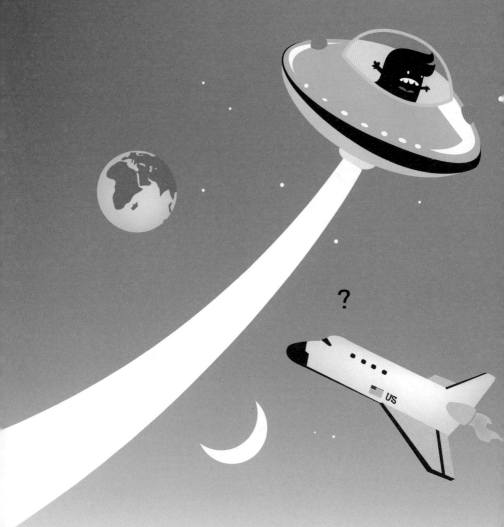

星辰

"我们都是星辰之子。"这句宣告新生的话语
不仅优美而且真实。

写一些诞生公告实在不是男子汉擅长的事。省去陈词滥调，写意义深远的诞生公告实属不易。稍稍浏览一下所有的公告卡片：我们的可爱奇迹诞生了，要不就是月亮或太阳？全无新意。不过，很有可能您的大脑会情不自禁地思考如何撰写诞生公告。事实上，您爱人内心深处可能正盼望您心思细腻，灵感迸发，呈上诞生公告。您可能想引用一句话，"现在，就让我回归正常的生活吧"或者"我成为摇滚明星的梦想就要实现"。这些话当然幽默十足，但很多孕妈妈谈起这些公告时，可不觉得您这些幽默有趣。

参考范例

谢天谢地，还有一些范例可供参考。学习了解一点天文知识，您就可以让内心情感充盈且真实美好，这大有裨益，不会显得您太过多愁善感或是矫揉造作，甚至孕妈妈也很有可能喜欢您这样。就像是：

"每一片小小指甲，每一根细小发丝，每一根纤细睫毛……都是星辰汇成。"

星辰吗？没错，是星辰。您周围所见、所触或所破的一切，都是星辰所造。尘世万物的构成元素恰是自然界90多种元素里的一种。这些元素是构成你周围所见一切的基本元素。例如，氢、氧、氮、铁和金。其中大部分元素是在一个比太阳大至少8倍的星球中创造出的。一个明亮的火球，在数亿年前的大爆炸中悄然而逝。

宇宙初创……

大爆炸后，宇宙曾是一片漆黑，布满氢气乌云。氢是存在的最简单元素，由带正电荷的质子，与带负电荷的电子连接组成。您可能想象一个氢原子中一个电子以一个质子为中心转圈环绕。氢也被视为众多元素里的 1 号。

氢云由于重力而慢慢变得紧缩，变成球状。过一会儿，这种球体中心的压力过大，氢原子聚变成氦原子，我们将这个过程称为核聚变。氦原子是第二大简单元素。您可能会将氦原子视为两个氢原子的产物，也就是 2 号元素★。

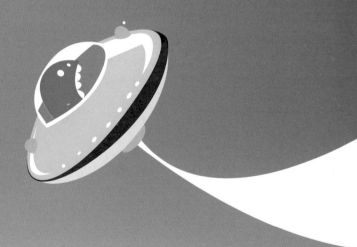

★事实上，4 个氢原子才能构成一个氦原子。想要了解其中缘由，就要更加深入了解学习。

核聚变就好像您正用尽力气将两块大理石合为一块。有趣的是，合成的这一块大理石比原来的两块大理石更轻。当您将氢原子聚变成氦原子时，部分质量就会消失。根据爱因斯坦的著名定律，消失不见的质量转化成能量：

$$E = MC^2$$

这里，E 代表能量，M 代表质量（千克），而 C 代表光速（每秒3,0000,0000 米）。光速的平方（C^2）是一个非常大的数值，因此只要一点儿质量就能产生巨大能量。由氢气聚变成氦气而产生的能量，以电磁波、光和伽马辐射的形式消失；大爆炸后，有一刻，氢气云由于自身重力，大程度压缩，开启这一转化过程，氢气开始产生光亮。然后，一个接一个，其他微弱光亮也开始出现在宇宙中。

各种元素里的巨大能量

由此，一颗星球可以看作一朵球状的氢气云，其中外层压在内层上。这造成云层中心压力过大，而该云朵中心的氢弹不断膨胀，又一次将氢气挤出。结果出现发光的球状星团，星球或太阳。若该星球中心的氢气消失，一次新的核聚变将以氦原子融合为质量更重的其他元素而开始，从而产生铁元素（26 号），铁是核聚变产生的最重元素。其他重金属如金（79 号）、铅（82 号），并不能通过核聚变来形成。

超新星

当铁元素在一颗星球最深处形成，就会发生重大事件。大星球碰碰撞撞。外层压力消失不见，气体球由于重力爆破。此外，摩擦力和量子力及重力运动过程中，释放出大量能量，造成星球爆炸。若该星球质量是太阳的8倍，此次超新星爆炸会产生化学元素金和铅。爆炸过后仅剩下由灰尘和气体构成的乌云，那里含有地球上已为人所知的90多种元素。

我们的太阳系就是从这样的一片云开创的。瞧瞧您的双手，您将看到各种微型生物结构，由巨大星球内的物质构成。与这颗大星球比起来，太阳就变得不值一提，由此您可以故作深沉地说：

"星辰之子，创于星球之心。"

用这句话来宣告宝宝出生可谓绝妙。

还有对准妈妈说的诗情画意之句：

"宇宙大爆炸，一颗星球膨胀爆炸，而我衣袋里的戒指正是由那次爆炸产生的物质锻造而成。"

说这句话时，若您衣袋里确有一枚银制或金制戒指，就定它吧。

更多信息请参阅:《星辰》约翰·格里宾，玛丽·格里宾著（耶鲁大学出版社出版）

第 17 周

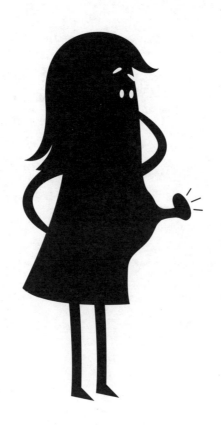

小家伙

    本周，宝宝（长约 12.7 厘米）正在长脂肪，这将是宝宝出生后热量和能量的重要来源。一些女性会注意到自己哈哈笑或打喷嚏时，宝宝常常会踢动肚子，这正是宝宝对妈妈的滑稽行为做出的反应。如果您的爱人此时没有什么感觉，也不代表有什么问题，可能后续几周她会有所感应。

第 17 周

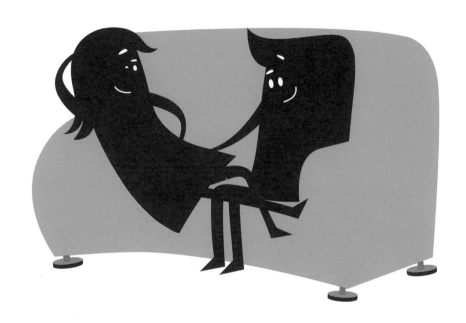

孕爸孕妈

    您的爱人看起来健康幸福，面色红润，她的血容量增加，所增加的血液会供应给她的身体的各个器官，没错，她的所有器官。

第 18 周

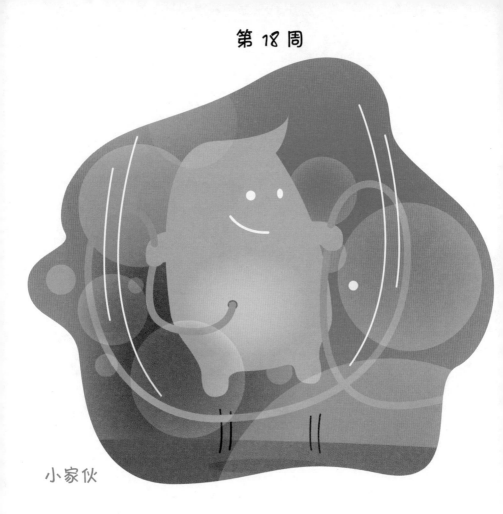

小家伙

  宝宝正迅速生长，身长将近14厘米，重140到200克。小小的身体，大大的头，不过身体比例变得更加匀称。此外，宝宝的指纹也在渐渐形成。

第 18 周

孕爸孕妈

　　看下爱人的肚脐，如果它现在还没突出，那接下来它可能随时跳出。您有可能目睹爱人肚脐跳出，能见证这一时刻的男性可为数不多。在妊娠期的这个阶段，您的爱人可能会感到头晕目眩，气短不适。如果在夏季怀孕，她可以涂抹高系数（SPF）防晒霜，防止黑色素沉着。她的皮肤也可能会长出一些黑斑，甚至会因为色素沉着在嘴边而看起来像长了一撮胡子，这会让她看起来有失风韵。

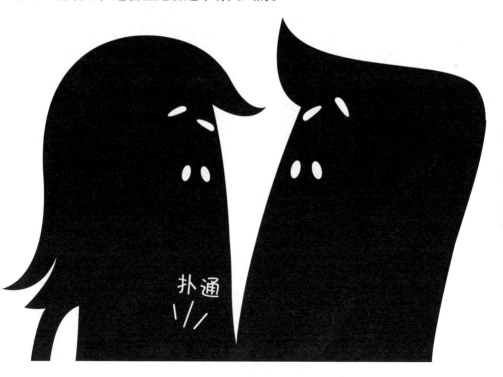

扑通

我现在这么大

第 19 周

小家伙

本周，胎儿（长约 15 厘米）的身体比例已经接近发育完全的宝宝。现在，宝宝会一点点挪动，甚至会翻上几个跟头，不过您的爱人可能并没有什么感觉。

第 19 周

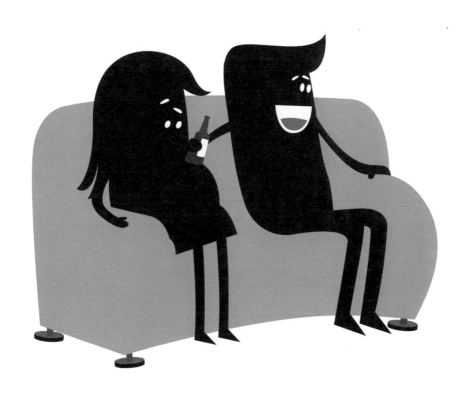

孕爸孕妈

　　您爱人的子宫逐渐增大，这会拉伸她的腹部韧带和肌肉，可能会引起腹部阵痛，让她难受，不过这种现象很正常。提醒时刻：如果爱人感到恶心或阵痛，您却用医生的口吻告诉她这很正常，那可就太不像话，太让人恼火了。

第 20 周

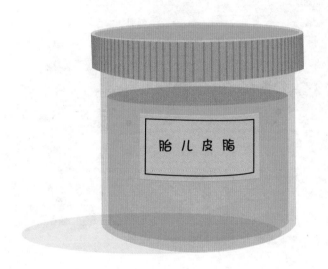

小家伙

　　本周，宝宝长约 16.5 厘米，这是胎儿皮肤生长的重要时刻，现在皮肤分为两层：真皮层和表皮层。有一种叫胎儿皮脂的脂肪软膏保护宝宝的皮肤。如果是女宝宝，这时她将长出子宫和卵巢（内有正在生长的卵子）。

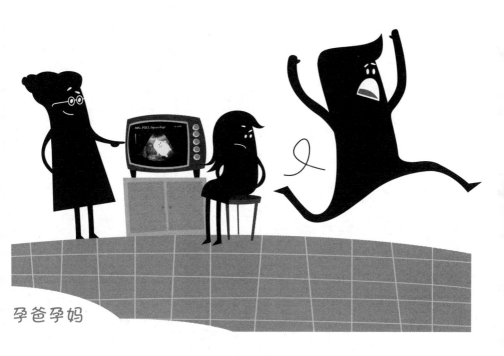

孕爸孕妈

    本周前后，要进行第二个三月期的超声波检查。确保您能陪爱人一起去。值得一提的是，您将会看到宝宝翻转跳动。对于很多男性来说，此时此刻他们才第一次意识到这可不是个玩笑事，爱人的腹中确确实实有什么。如果有什么意料之外的事情发生，有您在场孕妈妈也会安心踏实；同时您将听到医护人员的意见和建议，这会对您照顾孕妈妈很有帮助。

男孩还是女孩？

18 周左右，超声波检查可以显示宝宝性别，但其实这早在受孕时就决定了。正是您，男性，起到决定性作用。

是男孩还是女孩取决于您的精子。卵子从始至终都只拥有 X 染色体，而精子可以携带 X 染色体或 Y 染色体。如果受精卵是 XX，那么就是女孩；若是 XY，便为男孩。不论怀男孩还是女孩，孕期的前几个月经历都相同。而后期，在 XY 染色体对的影响下，男孩会长出睾丸，并开始长出阴茎，最终睾丸下降。

荷尔蒙变化

基本上，男孩女孩间的所有差异都由睾丸素造成。

孕妈妈体内的睾丸素水平主要取决于男宝宝分泌的荷尔蒙，当然孕妈妈的卵巢也在分泌睾丸素，压力过大以及吸烟同样影响睾丸素分泌。此外，并不是子宫内每个胎儿的睾丸素水平都相同。子宫内的睾丸素越多，女孩就越有男孩气。当然，哪个女孩没点儿男孩气呢，反之亦然。

男孩和女孩的大脑

新生儿中，男孩和女孩最大的不同莫过于他们的生殖器不一样。不过，从受孕起，他们的大脑发育就已经有所不同了。相比而言，男孩的大脑体积更大，质量更重。而睾丸素使得两个脑半球之间的联系也不尽相同，这种区别在孩子出生后更容易表现出来：男宝宝常常对一些物体更感兴趣（例如婴儿床上悬挂的玩具），而女宝宝更爱观察人的外貌。

沐浴在睾丸素中

妊娠期和分娩期伴随的各种情绪，这很有可能让宝宝感到不适。这没什么好羞耻的。毕竟，作为一个胎儿，你不得不沐浴在睾丸素中数月不是你的错，不是吗？不过接下来的几个月，随着睾丸素水平的下降，你可能发现自己也有些女孩气。

更多信息请参阅：《性别和认知》多琳·木村著（布拉德图书），《大脑的性别》梅丽莎·海恩斯著（牛津大学出版社），《女性的大脑》露安·布哲婷著（和谐出版社）。

第 21 周

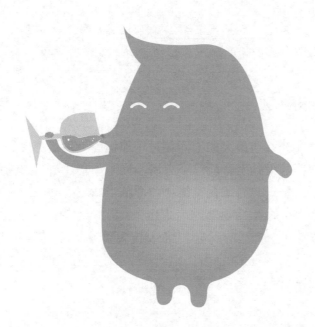

小家伙

　　本周，宝宝（长约 18 厘米，重约 311 克）开始喝一点点羊水，这些羊水通过肠胃进行处理，最终转化为一点点胎便。若一切有序进行，那么宝宝只有在出生后才能将胎便排出。对于作为一个爸爸要做些什么，您一头雾水，不过情况会慢慢改善。

第 21 周

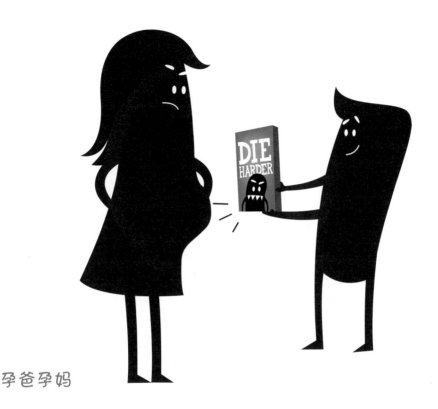

孕爸孕妈

晚上，选部影片在家观赏可谓绝妙的主意，不过要仔细看看电影评级。不要选择那些暴力片或恐怖片，最好选择合家欢影片。即使如此，孕妈妈也可能在电影播到一半时就哭上了，您别惊讶，对影片中可能出现的恶言恶语要早做准备。您可能没做什么就惹得她怒气冲冲，其实她也无能为力，她的身体全被荷尔蒙控制。这时，尽量用幽默化解，至少您能一笑而过。另一种情况是，有些孕妈妈妊娠期情绪平稳，愉快开心，若您碰上，好好珍惜，尽情享受。

第 22 周

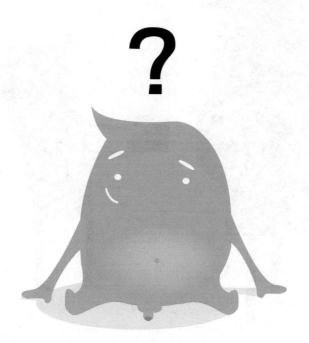

小家伙

　　现在，胎儿确确实实发育成迷你宝宝——就像一个真真切切的宝宝，粉红的嘴唇、纤细的眉毛和睫毛——不过这时胎儿也只有 20 厘米长。骨骼开始变得坚硬，如果是男孩，他的睾丸开始下降。

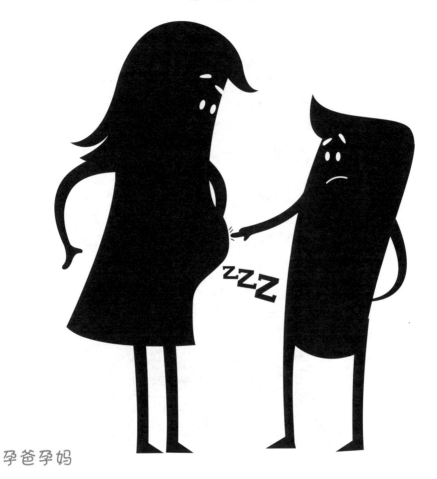

孕爸孕妈

　　宝宝的踢动变得越来越容易察觉，可显然他根本不在意任何事、任何人。有时您想睡觉休息，他才开始踢动，而您想看看他生命跳动的迹象时，他却静静睡去。宝宝我行我素，您最好还是慢慢习惯吧。

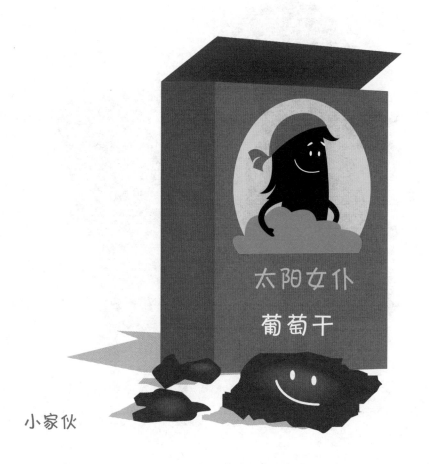

太阳女仆

葡萄干

小家伙

　　本周，宝宝长 20 厘米左右。他依然在练习呼吸，有时会用自己的小手抓住脐带。他皮肤偏红，看起来有点像颗大葡萄干的果皮，皮肤松弛，这是为接下来几周储存脂肪留出空间。

第 23 周

孕爸孕妈

　　您的爱人此时可能会暗自担心宝宝的生长发育，其实不必这样。如果妈妈没有摄取足够多的营养，宝宝也会很机灵地从妈妈身体中获取。比如，若妈妈没有补充足量的钙，宝宝就会从她的骨骼中吸取钙质。那么您就要确保孕妈妈时不时喝些牛奶，或是经常为她做一个芝士三明治。您去超市采购食材，不妨多囤一些奶制品，例如酸奶或富含钙质和维他命 D 的食物。

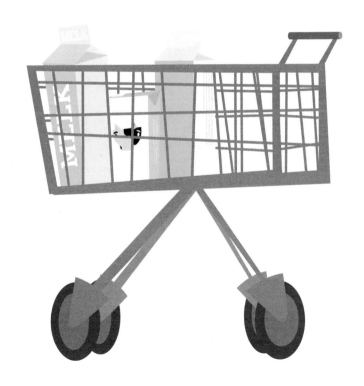

第 24 周

小家伙

　　本周，宝宝长约 22 厘米，重约 900 克。他开始形成自己的"睡—醒"规律。这时，他的头发变得浓密，内耳已经形成，意味着他平衡感越来越好，对于他所处的生长坏境而言，这会带来一种全然不同的感受。

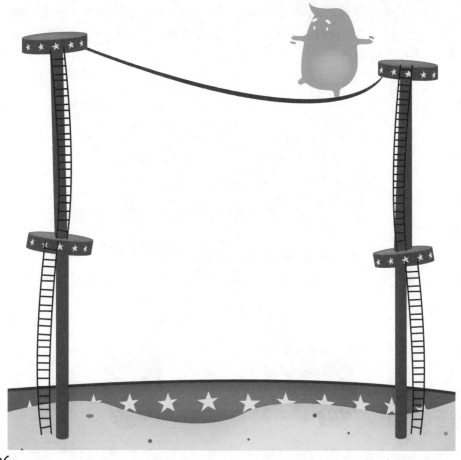

第 24 周

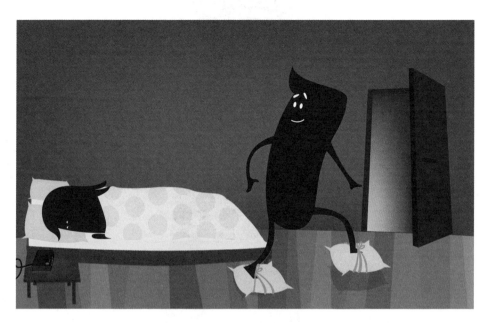

孕爸孕妈

这时，您需要想想睡眠问题。有些人可能会因为忧虑睡不着，而睡眠不好时忧虑又更多。这是个鸡生蛋，蛋生鸡的问题，多数人认为鸡生蛋（忧虑导致睡眠不好），不过也要想想蛋生鸡这一方面（睡眠不足，忧虑加重）。因而，你们要保证充足的睡眠。更重要的是，确保您的爱人睡眠充足。晚上早些关掉电视，确保卧室整洁，再放上一些鲜花。鼻子不像其他器官，它在人睡觉时也开足马力一直工作，所以在香甜的卧室中，我们更容易有个香甜的美梦。对于孕妈妈而言，美梦可谓无价之宝。毕竟，光是想想如果自己体内有寄生虫，就不知道会做怎样的噩梦了。

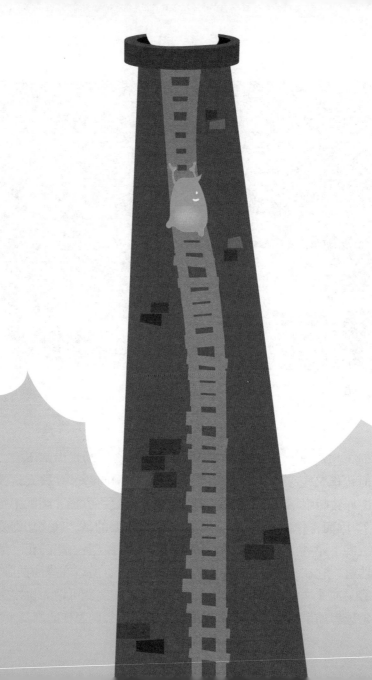

脑部发育

　　除了基因，环境对于脑部发育也至关重要。为保证宝宝的脑部发育良好，您爱人吃得好、心情好十分重要。

脑细胞工厂

大脑可以发育到具备自己追根溯源的本事——这样说未免自相矛盾。不过，这种情况确有发生——有些大脑发育良好，十分了解脑部发育过程。大约是受精两周后，幼胚中产生三种细胞层，分别是外胚层、内胚层和中胚层。外胚层不仅形成皮肤、头发和指甲，还是大脑和神经系统形成的基础，而这个过程开始的时候恰是神经板的细胞层在外胚层内部形成之时。接着，神经板中部出现沟纹，神经板边缘卷曲并朝对侧弯曲。这块板渐渐卷成一根管。神经管就像是胚胎里的寿司卷，慢慢发育形成神经系统与大脑。

叶酸

通常而言，第 6 周左右，神经管的两个末端会闭合。若神经管未充分闭合，就可能诱发脊柱裂或无脑畸形。出现这些问题既有基因的原因，也有环境的影响，而服用叶酸有助于降低神经管出现问题的风险。在正常发育的神经管中，形成三个原始脑泡，最终发育成脑和脊髓。

脑细胞工厂

现在，神经管内部就像一个脑细胞工厂，通过神经细胞分裂，每分钟可以产生数千个新神经元。脑腔正在神经管内发育生长，而在脑腔周围逐渐形成一层分裂的神经细胞。神经细胞迁移而形成大脑皮层，即脑外层。

大脑皮层最终将有六层。若细胞迁移过程未能顺利进行——比如，神经元迁移距离不够——该现象称为细胞迁移紊乱，会造成终身伤害。

尽管这种紊乱可能由基因导致，但若孕妈妈在妊娠期饮酒或接受某些药物治疗，该问题也可能出现。

分支

神经细胞到达最终位置后，开始长出许多分支，逐渐变长并与其他神经元相连接。这些连接称为突触，而那些分支可以视为连接各个细胞的电线。突触的发育从第二个三月期中期开始，贯穿人的一生。它分为两种类型：接收信号的树突和发送信号的轴突。控制这些连接的不仅仅有基因，还有环境因素，比如孕妈妈的身体健康、营养吸收和精神状态。（请参阅"压力和怀孕"，第 92 页。）您若是想宝宝大脑健康发育，就要好好呵护您的爱人。

髓磷脂

轴突四周最终会形成一层髓磷脂，这是一种加快传递电信号的脂质。宝宝出生不久，神经元周围产生髓磷脂，它关系到宝宝的触觉、嗅觉、听觉，接着在调节复杂的关联和认知功能的神经元周围形成脂质鞘。最后，前额皮层（具有管理、规划和理解功能）也逐渐由髓磷脂保护起来，髓鞘化的过程将持续到青春期。对很多男性而言，该过程好像仍未结束，若是前额皮层发育完全，您可能就不需要这本小册子了。

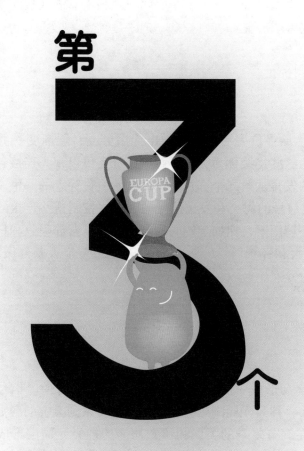

第 **3** 个

三 月 期 （外 加 4 周）

现在，确实有事要发生。宝宝正在乱踢乱动，他既能听到您的声音，也能感觉到您的存在。您也能听到、看到、感知到他。虽然还有些缓慢，但您可以准备好迎接他的降临了。

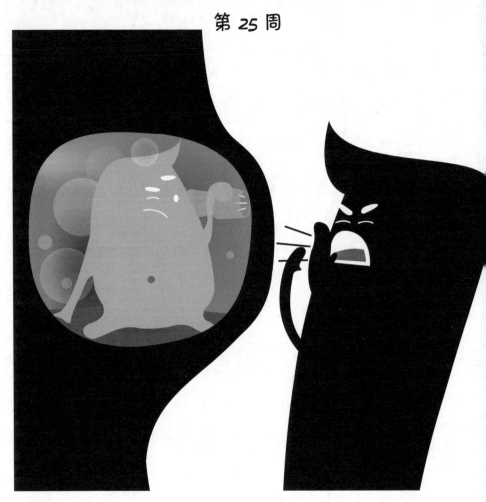

小家伙

宝宝现在长 23 厘米，重 680—820 克。宝宝已经具备思考和回忆的本领。他现在不仅可以辨别出妈妈的声音，还能辨别出您的。他可能正在想："嘿，我之前听过这个男人的声音。"

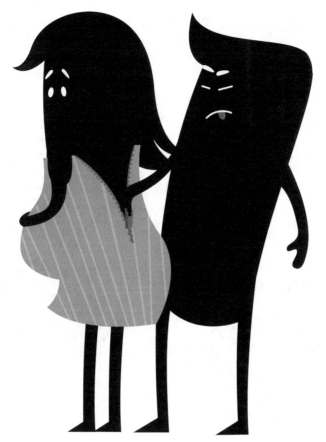

孕爸孕妈

有些女性对于变胖增重感到忧虑不安，担心自己大肚便便，其他部位也变胖。尽量理解她们希望自己怀孕期间也保持美丽的想法。不要开玩笑地将犀牛、河马、海马或驼背鲸和她们相提并论，就算她自己这样说也不要附和。

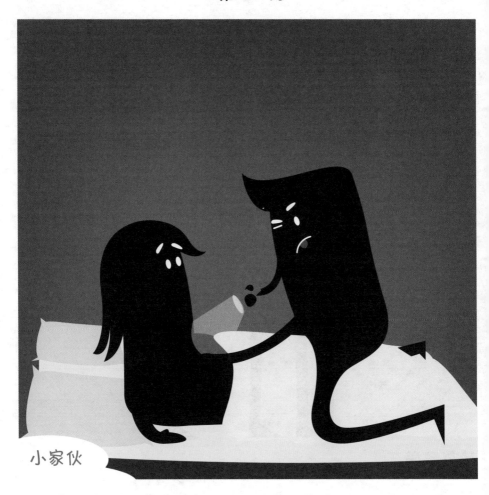

小家伙

　　宝宝现在至少有 23 厘米长，重约 900 克，或更轻些。宝宝可能开始一点点睁开眼睛，但只能分辨光亮与漆黑。您可以打开手电筒照照爱人腹部，然后用摩尔斯电码说些什么。

第 26 周

孕爸孕妈

您现在能做的就是问问自己（不要说出声），河马和鲸鱼喜欢做什么，然后推断一下您爱人是否也喜欢。答案基本上是舒舒服服地在水里躺着。所以，您家里要是有浴缸，放些热水，再撒些清香的浴盐。孕妈妈也常常感到后背疼痛，泡个热水澡对于缓解这种疼痛再好不过了。

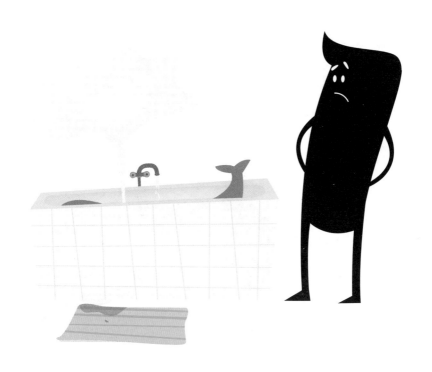

第 27 周

小家伙

　　本周，宝宝重约 910 克，长 24 厘米。胎儿通过胎盘接收抗体，慢慢形成免疫系统。宝宝肺部逐渐发育。即使如此，距出生还有一段时间。

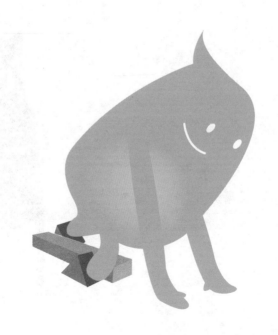

第 27 周

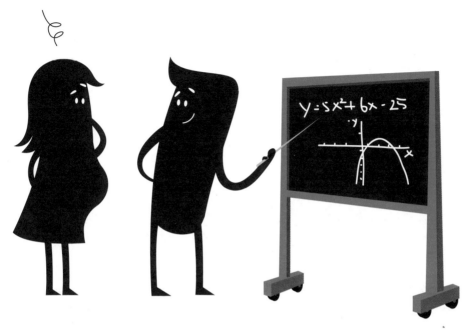

$y = -5x^2 + 6x - 25$

孕爸孕妈

　　您可能已经意识到，孕妈妈都有些没头脑。她们什么事都可能忘记，所以有时处理复杂信息似乎变成天方夜谭，这种现象常常被称为"孕傻"。其中一个原因之前已经提过，那就是孕妈妈睡眠质量不高。而另一个原因是宝宝的大脑发育一定程度上牺牲了妈妈的智商。由于宝宝需要吸取大量脂肪酸，据说孕妇血液中的脂肪酸水平将会下降，造成孕妈妈脑部的脂肪酸供应量减少。事实上，孕妈妈的脑部会有一点萎缩。慢慢习惯就好。当然，分娩后，孕妈妈会聪慧如初（甚至超过之前水平），但准妈妈睡眠不足、体内荷尔蒙发生变化，这可能会让迷迷糊糊的状态持续很久。

第 28 周

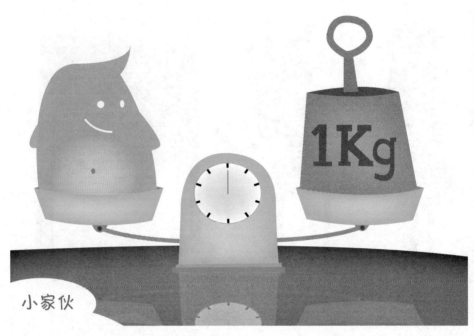

小家伙

　　本周十分关键。如果宝宝现在出生，存活的概率为 90%。宝宝从头到尾约 25.4 厘米（从头到脚 41 厘米），重约 1100 克。接下来的几周，宝宝的体重会增加两倍。现在，宝宝的眼睛睁大点了，甚至会快速眼动睡眠。

　　在某个时刻，您很可能听到爱人在抱怨自己腹部憋闷。这可能是由于子宫肌肉收缩，也就是众所周知的子宫收缩。

　　这对子宫做好分娩准备十分有帮助。这些子宫收缩过程中，孕妈妈的腹部变硬变紧。不一定疼痛，但肯定不舒服。现在，宝宝仍有足够大的活动空间，子宫收缩也绝对不会伤害到宝宝。

第 28 周

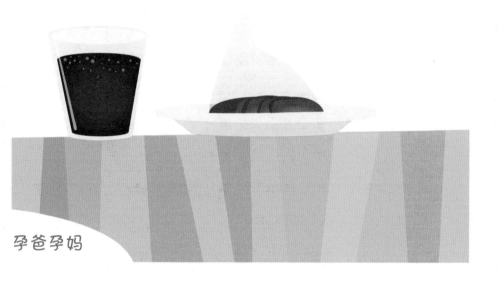

孕爸孕妈

　　您若曾经相信美丽可爱的女孩的排泄物是玻璃球，从不放屁也不打嗝，那么从现在起您将会大开眼界。孕妈妈经常会面临消化问题，起初，孕期荷尔蒙会松动食管和胃部之间的阀门，胃酸很容易涌出。一块淋有酱汁的炸牛排再配一杯可乐，可不该是您为孕妈妈准备的饭菜；奶制品、坚果、谷物和土豆是更佳选择。

压力与怀孕

你们两人现在是不是感觉压力重重？别担心，这很正常。若您怀孕也是这样。不过，您的爱人不该长时间压力过大，这对她和宝宝都不好。

感到有压力时，您的体内会产生有助于您保持灵敏的皮质醇。然而，在孕妈妈体内，皮质醇可不是什么好东西。其一，皮质醇与早产密切相连；其二，孕妈妈压力过大也将导致胎儿出生体重过轻。研究调查发现低出生体重儿长大成人后常常患有心血管疾病和糖尿病。

除此之外，皮质醇可以通过胎盘进入胎儿血液，对宝宝可能不利。研究调查显示，母体的皮质醇进入胎盘后，海马细胞分裂会变得缓慢，导致脑细胞生成量减少。

智商下降

研究显示，妊娠期压力大的孕妈妈生出的宝宝智商较低，压力较小的孕妈妈生出的宝宝智商较高。此外，有些研究员认为妊娠期母亲的压力大小与宝宝情绪、举止和睡眠问题密切相关。

保持愉悦

显而易见，我们要缓解压力。而造成孕妈妈压力大的主要原因就是夫妻关系问题。如果说现在有什么能让你大显身手的事情，那莫过于保证你们在一起的时光愉快开心。实际上，这意味着爱人和您交流时，您要认真聆听。如果不能全神贯注，也要保证时不时看看她，点头回应以表赞同。

为了让孕妈妈愉快开心，认真打扫房间，或是帮着准备好育婴房就会带来种种奇迹。如果她这样说"育婴房的装修也还没着落"，您就应该跑到家居建材店，买上几桶彩色水性油漆。同样，您还要保证自己大部分时间都在家。早点下班，翘过游戏之夜，今年和朋友春游之旅也可能要略过。您宁可让老板和兄弟失望，也不能让爱人失望，就是这么简单。换上您的拖鞋，放上莺啼鸟啭的唱片，点上香薰蜡烛。在日本，称为"taikyo"的活动常常和怀孕联系在一起，它包括想开心的事，唱些轻快的歌，摸腹部并和未出生的宝宝交流。或许做起来并没有它看起来那样愚笨。

第 29 周

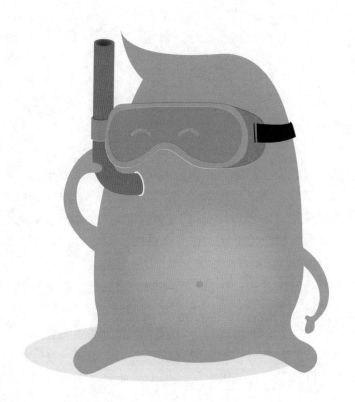

小家伙

　　宝宝已经准备好。各个器官也已成形，宝宝在子宫内"呼吸"。现在，主要就差脑细胞的生成、肺部发育、体重增长。事情还不少。

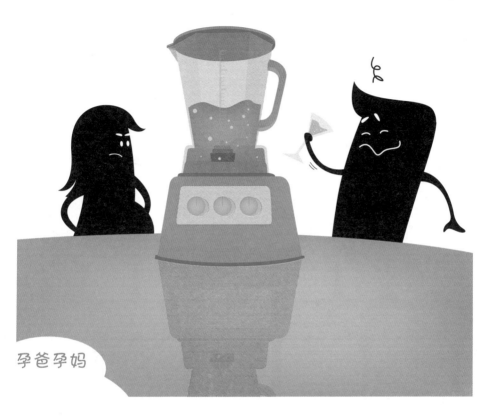

孕爸孕妈

　　孕妈妈出汗很多，小便频繁，因此要多喝水。确保时刻为她准备好饮用水——不是指几茶杯、玻璃杯的水，而是几壶、几瓶。多为她准备鲜果奶昔；往料理机中放些新鲜水果和酸奶，然后搅动。如果家中没有料理机，那么此刻买一个回家，让它大显身手再合适不过了。

第 30 周

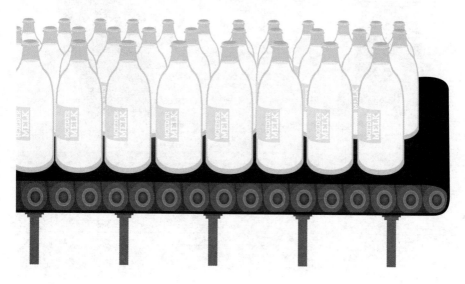

小家伙

宝宝（长约 27 厘米，重约 1360 克）个头增长速度渐渐变缓，不过体重倒是全速增加。这时，孕妈妈已开始分泌催乳素，这有助于确保母乳供应持续不断。

第 30 周

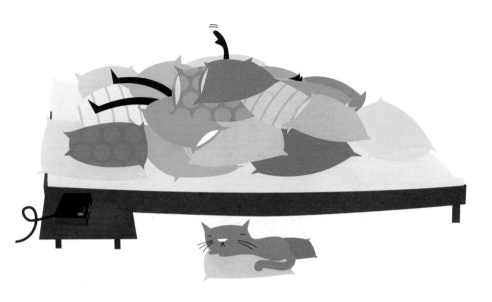

孕爸孕妈

随着爱人的妊娠期接近尾声，晚上好好睡一觉变得越来越难。她时不时要去小便，拖着笨重的大肚子，找一个舒适的姿势休息也越来越难（就连起床也是）。人们常常认为孕妈妈偏左侧睡觉更舒适些，据说这样利于血液流动，有利于胎儿生长发育。在孕妈妈周围、身下及两腿之间放几个枕头也会更加舒适。一个人形枕或是长长的孕期枕更好，她之后哺乳和睡觉时也能用到。一个软垫或是枕头，最好用一些像干薰衣草、米粒、樱桃核或荞麦皮填满，可以让她心情愉快。

第 31 周

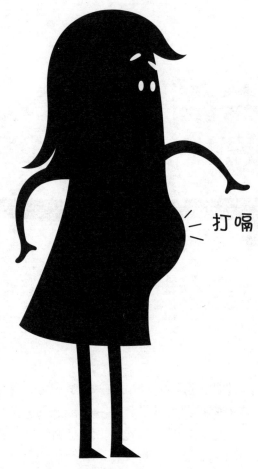

打嗝

小家伙

　　宝宝现在从头到尾长度在 27 到 28 厘米之间，重约 1590 克，有一个可爱而圆滚滚的肚子。此时骨髓忙于制造血红细胞，头部发育迅速。宝宝可能会有节奏地踢动几下，也正是这个阶段，他会打嗝了。

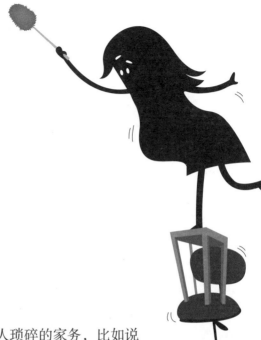

孕爸孕妈

　　如果您爱人让您做些烦人琐碎的家务，比如说清理下水道，修补客厅里踢脚板的缺损处，或是解决天花板上的蜘蛛网，您应该表现得兴致勃勃。放下报纸，取消乐队排练，关掉手机。至少，您要保证迅速解决，不能等到爱人亲自动手（她卧床休息，您要随时待命）。不过谈及家务杂务，孕妈妈一旦认定这件事十分紧急，要立马解决，那谁也改变不了她。您要是不赶紧解决，她就要亲自上马——若是需要的话，她会在桌子上放椅子再叠放凳子，毫不犹豫地爬上去，只为擦掉天花板上的一个污点。

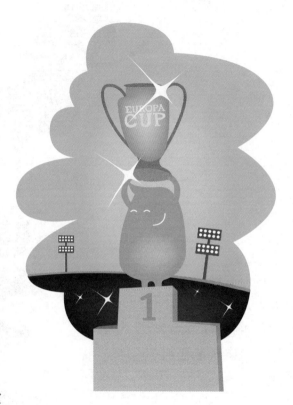

小家伙

本周，宝宝头臀长约 28 厘米（身长 46 厘米左右），重约 1700 克。此刻肚子里的宝宝一举一动就像个出生后的婴儿。他正四处乱抓，做些鬼脸，而吮吸拇指也是他现在的拿手绝活。快速眼动睡眠他也完全掌握，并且开始做梦。

第 32 周

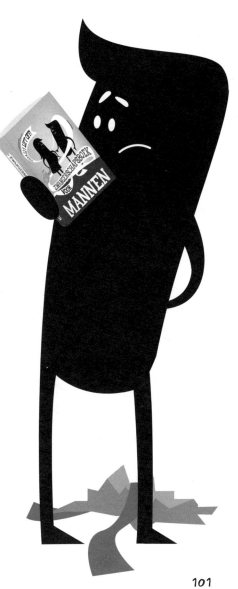

孕爸孕妈

    恰如之前提过的，孕期荷尔蒙不仅影响身体，还会影响思维。如果您曾想过为什么世界上看似需要那么多商店出售香薰蜡烛、植物乳液、面包切板和精美枕头，其实答案就是：荷尔蒙在作怪。孕妈妈什么都可能会买，特别是那些芬芳香甜的物品。有些商店简直是孕妈妈的理想国，香甜扑鼻、色彩明丽、天然物质、环保健康。不过孕妈妈疯狂购物也有积极影响，您读的这本书可能就是这样买来的。大家都坦诚些，您自己是绝对不会买这本书的。

第 33 周

小家伙

此时宝宝长约 48 厘米，重约 2000 克。让宝宝暖身的那层绒毛正悄悄消失。

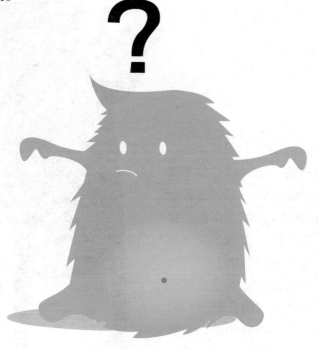

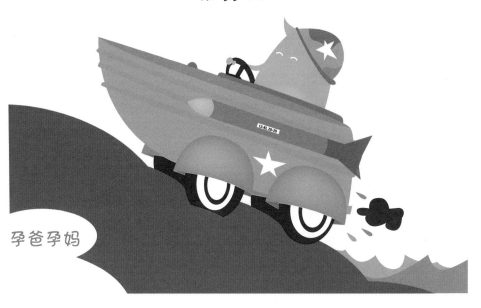

孕爸孕妈

　　您爱人感兴趣的事，您可能一点儿准备都没有，就连想都没想过。婴儿车就是一个十分恰当的例子。这是一种可以放宝宝的"多功能两栖车"。尽管您能以一个好价钱买下高品质婴儿车，可它对您来说没什么用处。它就像汽车一样：很多男性希望能拥有一辆高档豪车以示风采。同样，很多新妈妈希望能到处推着一辆顶级婴儿车。这可以显示新妈妈的高贵身份，并且更容易接触其他推着高档婴儿车的妈妈。事实证明，这几乎成了科学道理，而您可能只有变成女性才能完全理解。多数男性在某刻学着放弃那些梦想，最后开着一辆丰田，可女性却决不妥协。对于很多女性而言，一辆婴儿车物超所值。如果您有能力赚钱买下一辆高档婴儿车，那就要悄悄存钱了。一旦您买得起，就会意识到这对宝宝来说没那么重要。幸运的是，真正对宝宝重要的都免费：家庭和睦、家人关爱和美味母乳。

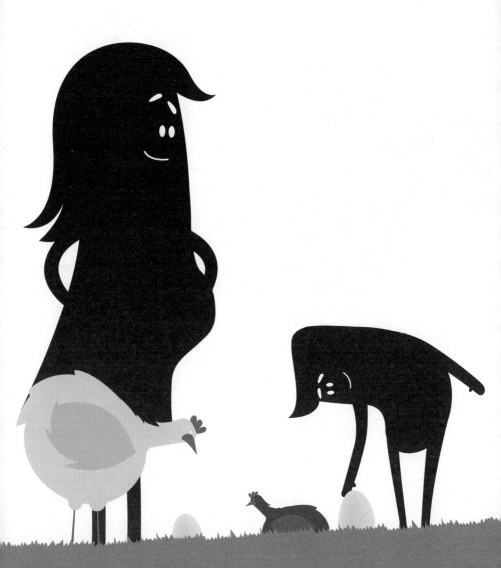

鸡和蛋

人类不是一下就出现的，他们从一个受精的卵子一点点进化。那细胞分裂是如何进行的？

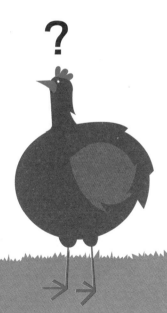

鸡和蛋，先有哪个？一只成形的小鸡正在鸡蛋里孵化，然后小鸡就慢慢长大吗？还是鸡蛋中的某些物质慢慢变成一只小鸡？第一个认真思考该问题的是亚里士多德，他研究了小鸡卵子在不同生长时期的变化，并且目睹了蛋清和蛋黄是如何变成各种奇特构造，如何由一个蝌蚪形的雏鸡最后长成一只真正的小鸡。正如他所发现的，没有哪只小鸡看起来什么都不像，相反，每个孵化中的蛋中小鸡都有模糊的构造，缓慢变形成长。

细胞分裂

多细胞生物，恰如人类，并非一下就出现。他们从一个受精卵慢慢变化而来。受精卵一分为二，然后再次分裂，不断重复。细胞分裂过程中，含基因物质的细胞核首先分裂，然后细胞再依次分裂。一个细胞分裂后，子细胞携带母细胞基因信息，并且每一个细胞都能发育成一个完整的宝宝。这就可能出现同卵双胞胎，不过这种情况在两次细胞分裂后很难碰到，这便是同卵四胞胎异常罕见的原因。

受精后的前几天，形成的细胞团成为桑葚胚。此后几天，细胞团内会出现一个胚腔，也就是众所周知的囊胚。这时，细胞可大致分为两种：将发育成宝宝的细胞（又名胚胎干细胞），以及形成胎盘的细胞，胎盘是母子循环系统之间的中枢站，这种分裂也是不可逆转的。而一个胚胎干细胞可以生成任何想象得到的人体细胞（肌肉、大脑、骨骼等）。

19 世纪初期，胚胎学专家亨氏·克里斯提安·潘德尔发现胚胎首先形成三种细胞，它们分别位于不同细胞层上：外胚层、内胚层和中胚层。外胚层中的细胞发育成为神经组织和外部器官，包括皮肤、口腔、鼻子、肛门和指甲；内胚层中的细胞发育成消化道和肺脏；中胚层的细胞发育成肌肉、骨骼及心脏组织。自十九世纪以来，随着科学家深入学习，他们研究各种细胞群，甚至个体细胞的方法不断改良优化。最重大的发现是有些细胞随着生长，形状发生变化，而且它们不会都停留在同一位置，有些细胞迁移穿过胚胎。

生命的智慧

数十年来，生物学家一直在思考每个细胞是如何抵达正确位置，并发育出相应功能。眼睛里的细胞是怎么知道要变成晶状体，而后面的细胞又是如何知道要变成神经的？细胞是怎么知道应该在体内哪个部位，以及它们相互连接的位置在哪？细胞是怎么知道何时停止分裂，难道是因为它们所属的器官变得够大了吗？这些问题若不归结于生命本身的智慧似乎难以回答，不过生物学家对不同细胞特征的了解越来越深。表面相对粗糙的细胞和表面光滑的细胞移动变化有所不同。此外，有些细胞与所谓的信号分子相互影响。很多细胞释放穿过有机体的物质，离这类细胞越近，就会遇到越多同类物质。这样一来，细胞就可以"感知"它们相互连接的位置。

第 34 周

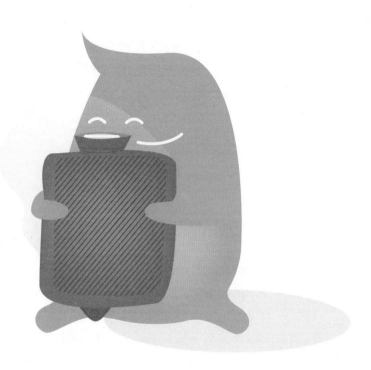

小家伙

　　本周，宝宝身长 51 厘米，重约 2250 克。此时，宝宝的皮肤对温度十分敏感。如果您把温暖的双手放在爱人腹部，宝宝可能会靠在上面。如果怀的是男宝宝，他的睾丸正下降到阴囊中。

第 34 周

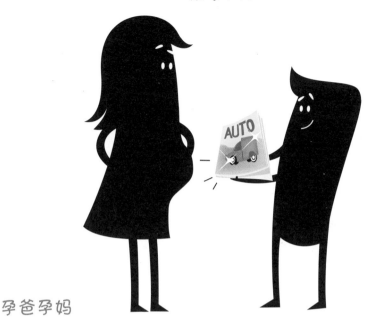

孕爸孕妈

　　许多孕妇喜欢看家居装饰类的杂志，比如《美好家园》《家居廊》和《美国家园频道》。这些杂志充斥着这样的场景：宽敞的房子，白色的充满设计感的椅子配上巨大的休息室沙发，地板上铺着一张羊皮地毯，透过房间的落地窗可以看到一个大院子。透过这些照片，你会经常看到一位满足的女人，她告诉大家她如何买下这座旧农舍，并根据自己的设计重新装修改造。许多孕妇喜欢这样的故事，可能是因为它满足了自己的梦想，一位聪明、进取又充满实干精神的女人能够凭着自己的双手拥有一座漂亮的大房子。也许她们是对的。但孕妇们真的不知道该怎么做，才能像这样重新整修整个房子。这也正是你为什么不应该给她们看家居杂志的原因。

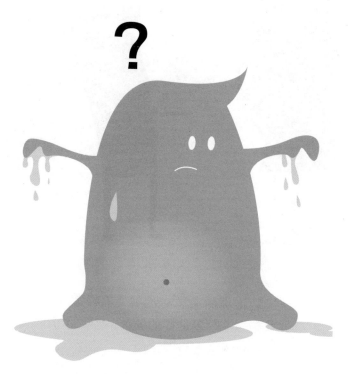

小家伙

　　宝宝现在全身都包着一层滑滑的白色胎脂，这层胎脂变得越来越厚（最终将在妊娠期结束时脱落）。从现在起，每周，孕妈妈会增重至少半斤，这一现象会持续到分娩结束。

第 35 周

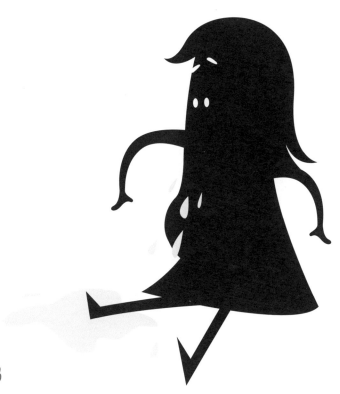

孕爸孕妈

　　这时，您爱人的乳房可能会分泌一种名为初乳的含水液体，这是母乳的形成初期。接下来的几周，宝宝发育完全，建议您和医生或助产士巩固一遍分娩细节。比如说，如果在第 35 周，您的爱人就排出宫颈黏液栓，您就得赶快咨询医生；如果这种情况发生在第 40 周，可能就预示一次健康的分娩就要开始。想象分娩的过程（也可参阅第 127 页），您要做好充分准备，就像准备一次漫长的公路旅行。

第 36 周

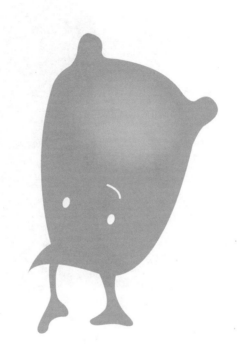

小家伙

此时，宝宝可能正在慢慢挪动，寻找一个出生的好位置。随着活动空间越来越小，宝宝可能越来越不舒服。您要是愿意的话，可以尝试影响宝宝的口味偏好。比如，您爱人若总吃大蒜，那宝宝之后也很有可能爱上它。

第 36 周

孕爸孕妈

　　您爱人的子宫正压在她的膀胱上。各种奇怪的疼痛感频繁出现，而且越来越严重，比如韧带疼痛和宫缩。每次孕妈妈疼痛起来，眼睛流露出害怕的神情，担心道："嗯，这次可不对劲。"如果她害怕的神情持续数秒之久，那您就要从一个小事不扰医生的家伙转变成迅速联系医生的男人。不要说："让我们再等等看。"不论是夜间还是周末，赶快拿起电话，没什么可担心忧虑的。好医生和助产士非常有耐心，会理解关系到宝宝的一切事情。如果您能去打电话，对爱人来说大有裨益，和医生通话也能让她再次安心。如果医生建议再等等看，可您爱人仍觉不适，那就再打一次或者自己开车或搭车带她去急诊室。若一切安好，这样做也不会造成任何伤害，更没有人会笑话您。妊娠期快结束时，孕妈妈每天都能感受到宝宝在动。如果她不确定，那就赶快拿起手机，我可没和您开玩笑。

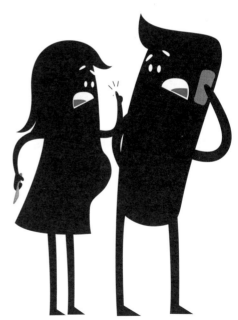

孕期词汇一览表*

女性一怀孕，便频频开始煲电话粥，讲到一些有趣的字词。怀孕时的语气就像这样："现在好好护理会阴部。可能诱发早产。我已经有泌乳反射。会阴撕裂严重。"

· **哺乳枕**：哺乳枕可以帮助妈咪用比较舒适的姿势抱着宝宝哺乳，辅助母婴进行安全、健康、舒适的喂养。

· **阿普伽新生儿评分**：宝宝出生后约 5 分钟立即测评肤色、心率、反应、肌肉张力和呼吸。

· **导乐车**：一种带输液架的四轮推车，可配以导乐枕使用。导乐师扶着孕产妇在走廊里缓慢散步，疼痛时产妇可以停下来，产妇的头部或者双上肢趴在导乐枕上，导乐师给予腰骶部按摩和穴位按压，宫缩过后再起来散步，有利于胎头下降和纠正胎方位，促进产程进展。

· **盆底肌肉**：想象您正遭受严重腹泻，但竭尽全力不让自己新买的平角裤弄脏，这时您动用的就是盆底肌肉。

---

* 按荷文字母顺序排列。——译者注

114

· **子宫颈**：子宫下方的窄小器官。

· **初乳**：初乳是指产后 2—3 天内所分泌的乳汁的统称。这种液体包含多种抗体，营养价值高。有些孕妇在分娩前也可能分泌一些乳汁。

· **叶酸**：也叫维生素 B9，对细胞分裂和减少胎儿神经管发育畸形风险等至关重要。

· **囟门**：婴幼儿颅骨结合不紧所形成的颅骨间隙。

· **催生**：医生根据医学上的需要，为孕妇实施一些措施以使胎儿早点出生的过程。常通过静脉注射药物，如催产素。

· **亲水纱布方巾**：柔软且吸收性强的纱布方巾是宝宝出生后必不可少的一样东西，它可以作为宝宝擦手、擦脸巾，也可以作为宝宝的枕巾、口水巾。在你抱宝宝时，它还可以作为垫巾放在你的肩头，因为宝宝有时可能会漾奶，这时它正好可以解救你的衣服。

· **无痛分娩**：分娩时，在体内放一小根导管（通过针插入），用它将麻醉剂注入脊髓。有时，接受无痛分娩的女性可以掌控麻醉剂剂量（不同于让下半身完全失去知觉的脊髓麻醉）。

· **撕裂**：通常发生在分娩期间。产妇的产道、会阴有时候会通过自然撕裂来扩大一点出口，但并不严重。

· **会阴切开术（侧切）**：分娩时，医生常常会用手术刀在会阴处切一个小口，让分娩更顺畅。

· **儿童汽车座椅**：这是宝宝乘车专用座椅。您从医院接宝宝回家前需要在车内安装一个。

· **李斯特菌**：食用未经巴氏杀菌的乳制品、生肉或清洗不干净的食品可能感染此菌。

· **胎便**：宝宝在子宫中会吞入羊水以及皮肤和毛发细胞，经肠道消化后最终形成暗绿色焦油状的物质，并通过宝宝的首次排便排出。如果羊膜囊破裂时羊水中含有胎便，则表示宝宝已经在羊水中排过便了。这意味着宝宝在子宫中感到闷热。

· **催产素**：一种肽类激素，可促进宫缩。哺乳时也会分泌这种激素，促使乳腺排乳。它的英文发音有点像"奥施康定"。也许绝非偶然，奥施康定有时也可以让哺乳期的妈妈感觉开心幸福。

· **会阴**：阴道和肛门之间的部位。

· **早产**：一般指妊娠满 28 周至不足 37 周间分娩。此时娩出的新生儿称早产儿。

· **胎盘**：子宫内为宝宝供氧、传送营养的器官，也称胎衣。

· **婴儿连体衣**：一种有长或短袖的连体衣（衣口在裆部。没有那些纽扣或拉链，衣服就不能穿）。理论上说，这种连体衣方便换尿布，除非排泄物从尿布流出（这种情况时常发生），这时连体衣也脏了，要尴尬地（凌乱地）从宝宝头部将衣服脱下。

·**人工破膜**：用于引起催产或加速产程的方法。医生人为干预撕破宫口处羊膜。

·**内检**：妇科常规检查方法之一，可以应用窥器，进行阴道的相关检查，没有明显的痛苦。

·**泌乳反射**：从产生母乳的腺体（腺泡）到乳导管，乳汁排出体外。有时母乳期的妈妈听到婴儿啼哭或是想到孩子时，会感觉乳汁向下流，甚至从乳房中流出。

·**婴儿浴盆**：始创于荷兰，专为年幼的宝宝洗澡而设计的桶形浴盆。一般采用坚固的高质量塑料制成。

·**真空吸引器**：当宝宝从产道中出来需要引导时，医生可能会使用吸杯放在宝宝头部，慢慢将其拖出。

·**孕傻**：也称孕期痴呆、傻妈咪等。这种迷糊不清的状态始于妊娠期，分娩结束后也可能持续。

第 37 周

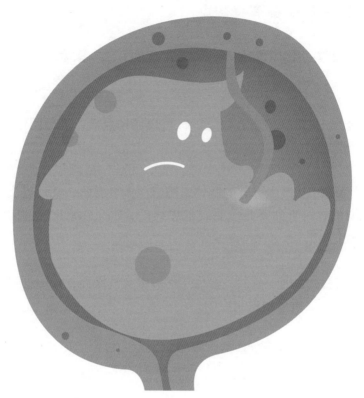

小家伙

现在，宝宝从踢动转变为挪动，移动空间越来越小，挪动次数也会减少。不过，如上说述，您爱人要相信自己的直觉，感觉有什么不对劲就立即说出。

第 37 周

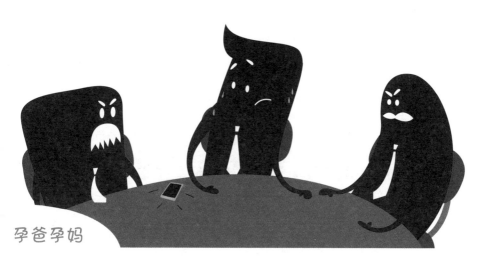

孕爸孕妈

　　发生子宫收缩时，孕妈妈想到自己孤身一人便很容易感觉焦虑不安。假设分娩开始，而您却无法到场？也许等到她生第 5 个宝宝时，你才会得到原谅。如果这次是第一胎，您要确保手机响铃随时能听到。您若是习惯在重大会议上关机，可能现在就要保持开机了。

第 38 周

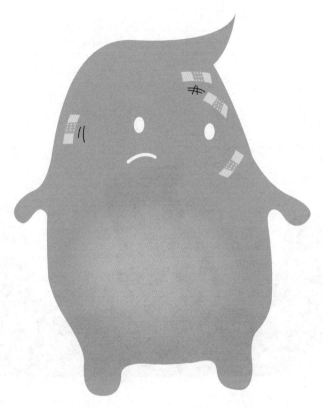

小家伙

　　小小的手指甲和脚指甲又长又尖，有些宝宝一生下来脸上就有抓痕。甚至有些孕妈妈说自己能感觉到宝宝在子宫里左抓右挠。

第 38 周

孕爸孕妈

　　未能做好充分准备来迎接新生儿也很有可能。每次分娩情况都不尽相同，您也不知道将会发生什么。远离"无痛分娩与自然分娩"的争论。孕妈妈有最终决定权。如果她希望无痛分娩，那就选择无痛分娩。如果她希望您能一起做孕期瑜伽，那就答应她，一起运动。这将成为美妙回忆。从呼吸锻炼中学些东西，没有人希望爸爸在关键时刻恐慌不安。

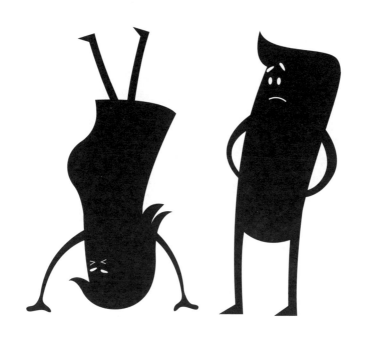

第 39 周

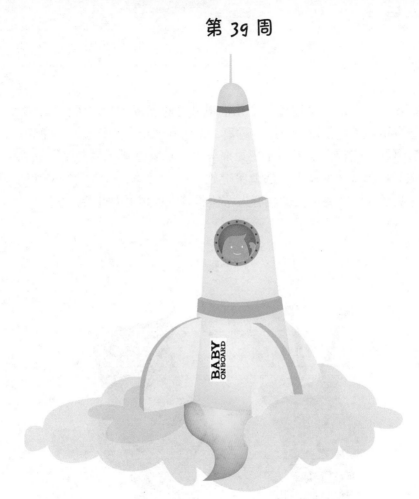

小家伙

现在，宝宝已做好充分准备。宝宝的头部可能会移动到妈妈的盆骨下方，或"正在入盆"。宝宝（长约 51 厘米）已经准备好起飞啦。

第 39 周

孕爸孕妈

现在，您的爱人可能吃的全是孕妇催生食品。本周，宝宝可能随时出生，不过也很可能要再过 2 到 3 周——需要准妈妈有超乎常人的耐心，而很多妈妈也可能变得脾气暴躁。如果您发现家里冰箱突然出现一些怪异的东西，那很可能是朋友或随便什么路人提示的催生食品。很多人认为菠萝心、奎宁水和树莓茶利于催生。如果您告诉一个怀孕 40 周的妈妈说吃芹菜可以引起宫缩，那么她会把所有能找到的芹菜都消灭掉。好消息是精液含有催生物质，性高潮也能起到同样效果。如果医生给您亮绿灯，那就放首浪漫小曲做前奏吧，不过要注意她的乳房，那可不再是您的玩具了（至少不只是您的了）。

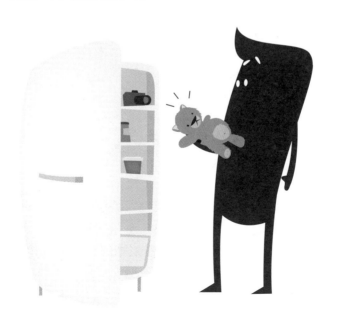

第 40 周

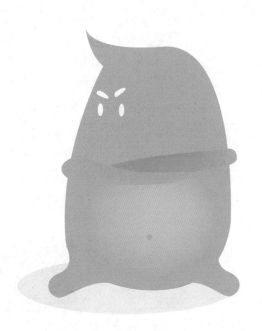

小家伙

　　现在，宝宝已准备就绪。一些专家认为通过分泌某些激素，如促肾上腺皮质激素（CRH），宝宝可以决定分娩时间。简而言之，分娩像是一支复杂的激素芭蕾舞，其中有太多未知因素。尽管 40 周大的宝宝已经具备出生条件，但很多宝宝还有其他计划。

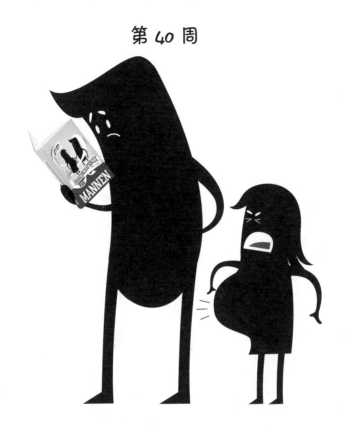

孕爸孕妈

同上周一样，如果她开始呻吟，而且 10 分钟后重复一次，再 10 分钟后又来一次，那分娩可能就要开始。等她每 5 分钟便尖叫 1 分钟时，您要赶快给医生打电话。此类宫缩可能引起子宫开合，医生估测，在分娩初期，子宫颈每小时张开 1 厘米左右，当然之后还会慢慢张开。如果她幸运的话，这个过程会快些。

出 生 啦！

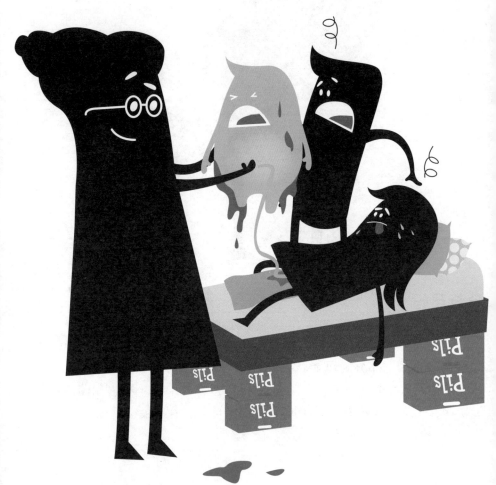

多数男性认为分娩一气呵成，这种观念大错特错，一次分娩包括多个阶段。首先第一阶段是潜伏期（子宫开口 3 厘米），然后是活跃期（子宫开口 7 厘米），接着是过渡期（子宫开口 10 厘米），再一用力，分娩结束。当您刚庆幸分娩结束，产后生活却开始了。

1. 子宫开合

宝宝来到这个世界前，妈妈的子宫颈已经张开。用专业术语来说，这称为子宫开合。子宫颈开口 0.4 英寸，也就是医护人员常说的 1 厘米（1 指）。子宫开口 1 厘米是个好的开始，不过也很平常。最终目标是 10 厘米，或完全张开，也就是说子宫颈口不能更宽。

羊水穿破

子宫开合过程中，有时甚至在这之前，孕妈妈的羊水就破了。羊水一破，床上或是新沙发全都湿了，无法控制。（注意：通常羊水不会喷溅，只是静静流下。）有些怀孕指南将羊水穿破比作流汗。羊水应该色泽清晰，气味自然，有些像杏仁味。如果羊水呈深棕色或深绿色，这表示宝宝有过排泄。你应该当即将情况告知医生，这可能预示宝宝健康有问题，需要去医院。所以要时刻观测宝宝状况。

分膜

有时，羊水根本不会穿破；有时，子宫颈也不会开口。其中一个原因就是黏液堵塞。（听起来有点恶心，不过黏液可以保护子宫不受外部污染物比如浴盐等感染。）等到宫颈黏液栓被排出，突然出现在马桶里，可能预示分娩就要开始。不过，它也并非总是自行出现。如果妊娠期已有 40 周长，医生可能通过"分膜"开启分娩，这也就意味着手动将羊膜囊从子宫颈中分离出来。

子宫收缩

子宫开合也可能在黏液栓消失不见之前发生，甚至在您爱人没有感到分娩疼痛前。子宫慢慢变小，渐渐打开子宫颈，这一过程为子宫收缩。一旦子宫开合很费力，那么收缩过程就会很痛。子宫收缩刚开始时，疼痛感还没有那么强烈，但会慢慢加重，疼到难以忍受的程度。如果这是你们的第一个孩子，您可能之前还没见过爱人这样痛苦。她满脸愁苦，呻吟尖叫。

刚开始，几次子宫收缩的间隔时间还很长——有时甚至长达一小时。不过，它们会慢慢变成每半小时一次，然后就是 20 分钟、10 分钟。当变成每 5 分钟一次，且持续时间超过 1 分钟时，子宫开合阶段才真正开始。现在，医生可能会告诉您要办理住院，如果你们还没住的话。（如果还没给医生打电话，要赶快行动了。这个电话号码您可能已经在心里按了一百多遍，家中每一面墙上都贴着，您也可能早已经在电话里存了好几次。）

仿佛拔牙

现在，您爱人发出的声音就好像她每5分钟拔一颗牙，还没麻醉剂。此刻正是彰显您男子汉气魄的时候了，我有一个诀窍，那就是人在场，身隐形。假设是自己身受痛苦，手足无措，希望解脱。您的爱人躺在床上，痛苦呻吟，子宫收缩间隙，她可能会到沙发上找个舒服的姿势，准备下次宫缩。

缓解宫缩的舒适天堂

您如果只是满脸焦虑、满眼泪水地坐在那里，便什么用也没有，甚至更糟，这种行为举止惹得她怒火中烧。那么就发挥些作用，帮她想想子宫收缩时什么姿势会舒服些，有什么缓解疼痛的方法。如果你们准备在家分娩，那就把家收拾得像天堂，让她舒适地渡过子宫收缩这一难关。调高室温，浴缸里加满热水，打开淋浴，再准备一些热水袋，放到床上。身体消耗的能量越少，留给分娩的能量则越多。此外，身体在温水中也更容易得到放松，据说这样有助于身体分泌天然止痛药——内啡肽。

来回踱步

不论您在家、在医院还是在生育服务中心，当爱人正在经受子宫收缩的痛苦时，您不仅要尽力做到不显眼，还要不出声。千万不要一直跺脚或是来回踱步。如果您爱人发出"嘘"声的信号，也别生气。换作是您，也是如此。任何饱受疼痛的人想要自己独处都很正常。

事实上，只要您爱人发出痛苦的呻吟，就说明情况还没那么糟糕。这表示她正在缓解宫缩疼痛。等她像只狮子一样咆哮，像只奶牛低吟或是像位死亡金属歌手怒吼，可能表示她想用力一把。如果您不确定她是在呻吟还是在咆哮，那说明她还没到这一步，您到时候自然可以听出差别。如果您的爱人实在想去卫生间，她可能正用尽全力生出宝宝，会喊一声"我坚持不住了"。

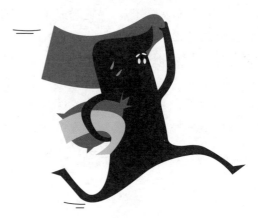

2. 出生

现在，您的爱人发出痛苦的喊声。她可能会时不时地看看您。如果她希望您能坐在她身边，那就坐下来。取决于分娩时的各种姿势（躺着、蹲着、吊着、站着或坐着），您的工作就是随时做支撑。从现在开始，您像是进入一个电脑游戏，开始角色扮演。您扮演的角色是好助手而不能是绊脚石，您需要有条不紊地完成任务。他们可能会让您站在爱人身后稳住她，或是抬起她的大腿，免得您像个木桩一样傻站着。正如前文提到的，爱人喊叫、吼叫、咆哮还会尖叫，您之前对这些闻所未闻。助产士可能会坐在她身旁，做些指导："您做得很好，是，用力，再用力！您力气真不小，哇！"

苹果

度过这一阶段可能要花些时间，或至少感觉是这样。与此同时，爱人两腿之间可能会出现很多东西，血液和羊水，还会有一点粪便，您不该嫌弃。随后，突然之间，有一个苹果大小的巨型葡萄干出现了。看起来虽不可人，但也别被吓到。每次用力一些，这颗葡萄干都会出来一点儿。宫缩间隙，婴儿的头部不再回缩，医生会大声说："露出头了。"这就表示最困难的阶段已经结束。现在您爱人只要再加几把力，宝宝就出生了。

等到某刻，她们会把宝宝交给妈妈。不论对谁而言，年长或年少，这都是奇迹时刻。妈妈皮肤的温度会自动调节，让宝宝感觉舒适温暖，安静祥和。

如果您爱人还要经历第三阶段，那您就要好好支持她，高效完成任务。她可能希望您能一直拉着她的手，而医护人员给宝宝做常规护理时，您可能也要陪着。

亲吻

不论您爱人是顺产还是剖腹产，您都有可能全程震惊无比，完全不知道自己的感受和想法。这时，不要忘记亲吻爱人，好好看看你们的孩子。最重要的是，努力记下发生的一切，医生说了什么，护士是怎么做的。实话实说，这一刻非比寻常。更重要的是，接下来几天，您的爱人可能分分钟就要多次回忆这一刻。分娩时，她可能记不住所有事情，记事情也是迷迷糊糊。分娩后，她就茫然地躺着，迷迷糊糊蜷成一团，您要是当初细心留意，之后就可以和她分享很多精彩细节。

医生可能会紧紧抓住脐带，直到它停止跳动才会松手。当您用拇指和食指拿着脐带时，仍能感觉到宝宝的心跳。您可能要剪断脐带，那感觉就像剪断鸡软骨一样。

可能要求您脱下衬衣，让宝宝接触到您的皮肤，这就是众人所说的亲肤接触，有人相信这可以帮助宝宝记住您的气味。

3. 胎盘娩出

您肯定之前幻想过孩子出生的情景，这妊娠期辉煌落幕，不过在您的幻想中，可能忘记了重要一项：产后。宝宝出生后，一切还没有完全结束。接下来将胎盘移出母体。这一过程包括再次经受多次宫缩。

之后，如果一切顺利，再用几次力就会出现一种血色块状物。医生会抓着末端，慢慢抬起给您妻子看看。"看，在这儿。"如果您的妻子痴痴地望着胎盘，说："哈哈哈，太美了。"您也别惊讶。分娩时期，由于宫缩造成的痛苦，体内分泌内啡肽，它让您爱人对世界，包括胎盘的看法不同于您。现在，她觉得一切都奇妙美丽，若是从她体内出现的，便更是如此。

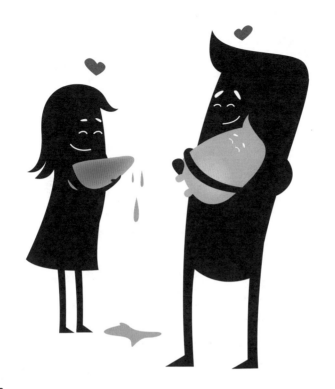

帽子

如果一切顺利，会有一种喜滋滋的感觉油然而生。每个人都满面微笑，表现得好像宝宝理解人们的话语。"你真棒！"或"你还不想出来呢，是不是？"这时您要克制住，别得意忘形，男性对于宝宝出生而产生的幽默感不是谁都能欣赏的。

宝宝将戴着一顶小小的帽子，裹着一片小小的尿布，通常来说，医生会给您爱人做伤口缝合。最后她便有机会哄哄宝宝。等到一切圆满结束，您可能会发现自己饥肠辘辘，您已经很久没吃东西了。

入院待产包

您在准备打包时，不论带多少大包小包都没问题。不同于乘坐飞机，医院不会计件收费。

入院待产包应该包括：

- 婴儿帽
- 婴儿连体衣
- 预防抓伤的婴儿连指手套
- 婴儿家居服
- 夫妻各自的睡衣
- 至少为夫妻各自准备一套衣服（包括内衣和袜子）
- 哺乳内衣
- 产后护腰带，如果妻子要用
- 夫妻各自的洗漱用品，包括剃须刀一类
- 分娩和产后食用的零食和饮品（椰子汁有利于补充水分 / 能量）
- 至少为你们各自准备一个舒服的枕头
- 哺乳用枕
- 手机 / 充电器
- 相机
- 所有必要文件 / 保险一类 / 身份证

有一个好主意是趁你们还没焦急慌乱赶去医院前就开始准备待产包。想要有条不紊，那么至少在预产期前两周就完成。无须多言，紧急状况下，您很难冷静清晰地去准备待产包。

别忘记婴儿安全提篮，不然的话，带宝宝回家会很费劲。（不过，您要是忘了也别紧张，可以在宝宝出生后回家拿，或请亲戚朋友帮您捎来安全提篮或其他物品。）

孕期检查时间表*

1. 12周（3个月）左右做第1次孕检

建档：此时去医院，建立"母子健康手册"档案，以后每次孕检结果都将记录在内，供日后参考。此次检查项目主要包括：量体重和血压，医生进行问诊，B超检查，验尿，身体其他各部位的检查，抽血，检查子宫大小，胎儿颈部透明带筛查。

2. 13—16周做第2次产检

唐氏筛查；从第二次产检开始，准妈妈每次必须做的基本检查包括：称体重，量血压，验尿，量宫高、腹围，问诊及看宝宝的胎心音及对照上次检验报告等。

3. 17—20周做第3次产检

此阶段主要是做一些常规的基本例行检查，但此时做B超可以比较准确地查出胎儿的性别。此阶段孕妇要注意饮食均衡，以避免体重增加太多或不足；大部分孕妇从这个阶段开始容易腿抽筋，所以一定要及时补充钙铁。

4. 21—24周做第4次产检

妊娠糖尿病筛查一般会安排在孕期第24周，医院会让准妈妈先喝下50克的葡萄糖水，一小时以后进行抽血检查。

---

* 《孕期检查时间表》中的产检时间安排及检查项目是参照中国三级甲等医院的普遍做法编制，不同地区、医院可能会有差异。——编者注

孕中期以后容易出现贫血，建议多吃含铁多的食物。同时注意胎动情形，如果有时间可以详细记录次数以供医护人员参考。

5. 25—28周做第5次产检

此阶段最重要的是为准妈妈抽血检查乙型肝炎、梅毒等。孕妇在饮食方面要多注意糖分和盐分的摄取。同时要多了解孕期和生产方面的知识，并且要随时注意出血和腹痛的症状，以便及早地发现紧急性早产等情况。

6. 29—32周做第6次产检

孕期28周以后，医生会陆续为准妈妈检查水肿情况。由于大部分的子痫前症会在孕期28周以后发生，医师通常以准妈妈测量血压所得到的数值作为依据，如果测量结果发现准妈妈的血压偏高，又出现蛋白尿、全身水肿等情况时，准妈妈须多加留意以免有子痫前症的危险。

另外，准妈妈在37周前，要特别预防早产的发生，如果阵痛超过30分钟以上且持续增加，又合并有阴道出血或出水现象时，一定要立即送医院检查。

7. 33—35周做第7次产检

从30周以后，孕妇的产检是每两周检查一次。到了孕期35周时，建议准妈妈做一次详细的超声波检查，以评估胎儿当时的体重及发育状况，并预估胎儿至足月时的重量。

一旦发现胎儿体重不足，准妈妈就应多补充一些营养素；若发现胎儿过重，准妈妈在饮食上就要稍加控制，以免日后需要剖宫生产，或在生产过程中出现胎儿难产等情形。

此时要开始向医生咨询剖宫生产、无痛分娩和丈夫陪产等事项了。了解医院产房、婴儿房等环境；办理产假手续，外出时随身携带保健卡或母子健康手册；要做适当的运动，比如走路等。

8. 36周做第8次产检

从36周开始每周检查一次，并且每次都要做胎心监护。此时可以开始准备一些生产用的东西，以免生产当天太匆忙而遗漏。

由于胎动愈来愈频繁，准妈妈宜随时注意胎儿及自身的情况，以免胎儿提前出生时手忙脚乱。

9. 37周做第9次产检

了解待产医院可能提供的东西和自己需要带的物品，比如社保卡、夫妻身份证、准生证、结婚证、钱等。了解生产流程，并且适当地练习。保持适当的运动，注意饮食，一般为少吃多餐较为合适。

10. 38—42周做第10次产检

从38周开始，胎位开始固定，胎头已经下来，并卡在骨盆腔内，此时准妈妈应有随时准备生产的心理。有的准妈妈到了42周以后，仍没有生产迹象，就应考虑让医师使用催产素。

注意：

其中，定期/特殊产检项目需要根据你的具体情况由医生安排，这些项目不一定都会进行。

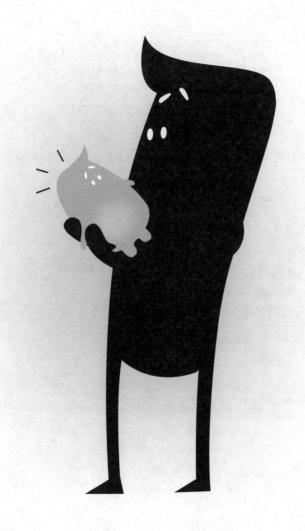

现在您是一位父亲……

这就是最激动人心的事情。宝宝出生了，现在又要怎么办?!

卸货后

随着宝宝即将诞生，是时候想想宝宝出生后的生活了。要记得：不论朋友和专家怎么警告您，说有了宝宝生活压力如何之大，其实没人能完全真实表达到底有多难，有多累。而且经历过这一切的人也无法准确回忆，因为宝宝刚出生时，压力和睡眠不足导致他们的大脑无法准确记住那么多事情，至少看起来是这样。

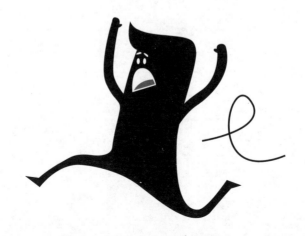

内心·独白

想象一切事物都和您预料的截然相反，如果这是您的第一个宝宝，那情况更明显。您会时常感到困惑不解："那么，这是我的孩子。我应该很爱——特别爱，是吧？可我什么感觉都没有。说真的，一点都没。事实上，我还觉得有点害怕。如果我不慎让宝宝摔落，他会不会死？天啊。要是摔落宝宝，我就完了，我的世界也会随之崩塌。求助！宝宝一直哭，怎么回事？宝宝一哭，我就睡不着，这可不妙。老天爷啊，这就是我的下半生了吗？晚上再也别想睡觉？刚才怎么了，是打嗝吗？哈哈。嘿，宝宝不哭了，正在吮吸我的手指。你看看他，要疯了，还以为手指有奶水呢。再看看这些可爱的指甲。怎么这些手指皱巴巴的？没事吧？嘿嘿，看看那些小脚趾。哦对了……他的颅骨还没完全闭合，大脑就在那。家里所有尖锐的物品都清走了吗？天啊……颅骨闭合要多久？现在能让孩子和我们睡床上吗？如果把他放到婴儿床，他随时可能醒来，要是放到我们床上，我睡觉翻身可能压到他，可婴儿床安全吗？"

没完没了，喋喋不休。

焦虑恐慌

如果刚开始您自己和宝宝在的话，可能会感觉有些焦虑不安，您的爱人也是如此。您如果在她分娩后一两天就回去工作，她会十分难过伤心，所以您最好确保第一周都尽可能陪在她身边，共同经历为人父母的时刻——并且目睹您的幸福爱人是如何慢慢转变成一位焦虑妈妈。确保你们两人能一起慢慢适应这种有些怪异的新生活。尽量多花时间陪伴她们。一起散步，无所不谈。

尽量多补觉。男人真正理解父爱的含义要花数月时间，尽管对于女性来说这个过程更快些，不过基本上都是一回事。在这个让人困惑的阶段，能和您同一战壕的兄弟聊聊特别重要。

初为父母的第 1 周

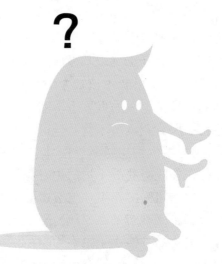

小家伙

今天产科医生会再次检查宝宝。他的第一泡屎是墨绿色油状便便。你要做好心理准备。胎便可是比糖浆和未加工的燃料油更黏稠的物质。胎便是新生儿最早的肠道分泌产物，它由混合着肠壁上皮细胞、胎毛、胎脂、胆汁黏液及所吞咽羊水中的部分固体成分组成。事实上拉出胎便，是个好现象，这意味着宝宝的胃肠道良好。

出生后的前几天宝宝的皮肤可能会有些发黄。这是新生儿黄疸，不用太担心，几天后可能就会自然消退。如果几天后黄疸没有消退，并且您很担心，请联系医生。此时他的肚脐看起来和大人的不太一样，脐带仍然存在。脐带在之后的几天会慢慢变硬并自动脱落。如果此时妈妈的乳房已经开始分泌母乳，宝宝就可以躺在妈妈的身边吃母乳了，这可以省去很多麻烦。如果现在还不能进行母乳喂养，也不要过于担心，宝宝在妈妈肚子里已经储存了一些脂肪，这让宝宝可以在没有母乳的前两天正常代谢。

初为父母的第 1 周

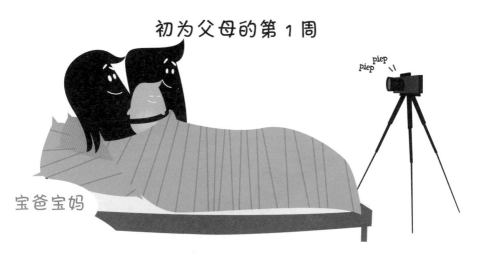

宝爸宝妈

您看到电视上的英俊青年走进一家酒吧，然后大声说："是男孩！"接着身后的人都和他击掌道贺，请他喝酒？别想了，那都是虚构的。

如果您能在爱人分娩后到医院、在家陪她，她会特别欣慰开心。也不要一下就把你们所有的朋友都请来在她床边道喜喝彩，特别是她经历过难产。前几天，尽量不要让人打扰她。当然，亲朋好友会前来探望，不过还是尽量避开前几天。您可以等等再通知宝宝出生喜讯。消息发出后，探望者开始接踵而来，但他们来得越晚越好。

前几天或前几周，您的爱人一遍又一遍地叙说分娩过程。先是和您说一遍，再和她那些损友重复一遍，最后，随便一个访客都能让她再来一遍，您在某刻早把这个故事熟记于心。不过只要相信这种反复常谈有重要保健疗效就好。此外，分娩后几天，您的爱人可能随时哭泣，而且怎么也忍不住了，这种现象称为轻度产后抑郁，与产后体内一直变化的荷尔蒙有关，这种情况完全正常。当然，对有些女性而言，轻度的产后抑郁可能恶化为重度产后抑郁。如果产后夫妻双方任何一人感到抑郁烦闷，要立即看医生接受治疗。

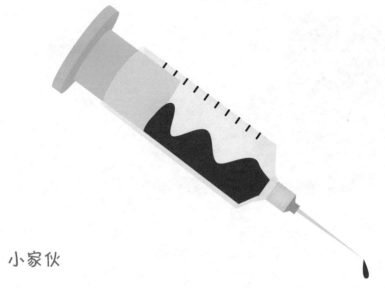

小家伙

在宝宝出生 4—7 天期间，要进行足跟血采集。由于各种原因（早产儿、低体重儿、提前出院者等）没有采血者，最迟不宜超过出生后 20 天，应到医院进行足跟血采集。这主要针对发病率较高，早期无明显症状但有实验室阳性指标，能够确诊并且可以治疗的疾病。目前列入筛查范围的项目有先天性甲状腺功能低下和苯丙酮尿症。它并不是用长针头的大注射器取血，幸运的是这只需要一点点血液，但这对年轻的父母来说是敏感的。这就好像有人故意用钥匙划伤你新买的汽车一样。试着冷静一下。

除了采足跟血，还会进行新生儿听力筛查。一般在宝宝睡眠或安静状态下，将大小合适的探头或耳罩放置在宝宝的一侧耳朵开始进行测试，做完一侧耳朵再做另外一侧耳朵。这项测试的结果您现场就可以知道。

初为父母的第 2 周

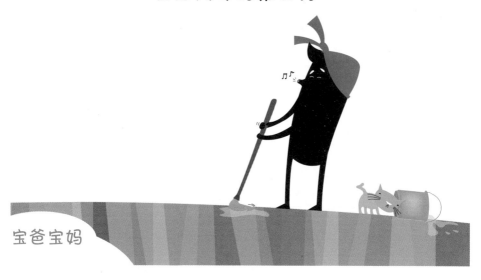

宝爸宝妈

　　本周新妈妈会从医院回到家中，您可能会很高兴。但是这代表没有产科护士帮助护理宝妈和宝宝，您要确保您现在已经可以接管产科护士的部分工作，当然您也可以拜托其他家人帮助您分担一些工作。

　　新妈妈回到家中，看到洗衣机转动，浴室一尘不染，床被整洁，闻到家中清新芬芳会特别开心。反之，家中乱成一团会让她生气不快。看看有什么是您能提前（比如现在）安排好的事情，例如安排亲友探望或家政服务。

　　在回家前，产科医生会和宝爸宝妈预约好产后 42 天针对宝宝生长发育和妈妈产后恢复的检查。此后宝宝的体检和疫苗会移交至社区医院。新爸爸要记得办好各种登记手续！

NOTES

NOTES

桂图登字：20-2017-122

图书在版编目(CIP)数据

给准爸爸的孕期手册／（荷）杰拉德·詹森著；（荷）乔布，（荷）约里斯，（荷）玛莉克绘；白雪译. —桂林：漓江出版社，2018.7

（陪你轻松过孕期）

ISBN 978-7-5407-8470-6

Ⅰ.①给… Ⅱ.①杰… ②乔… ③约… ④玛… ⑤白… Ⅲ.①妊娠期 – 妇幼保健 – 手册

Ⅳ.①R715.3-62

中国版本图书馆CIP数据核字（2018）第158457号

Original title: ZWANGERSCHAPSBOEK VOOR MANNEN

written by Gerard Janssen and illustrated by Job, Joris en Marieke

Copyright © 2009 by Uitgeverij Snor

Arranged through Rightol Media

The simplified Chinese translation copyright @2018 by Lijiang Publishing House

All rights reserved.

给准爸爸的孕期手册　　GEI ZHUNBABA DE YUNQI SHOUCE

作　　者：[荷] 杰拉德·詹森　　　绘　　者：[荷] 乔布、约里斯和玛莉克
译　　者：白　雪

出 版 人：刘迪才　　出 品 人：符红霞　　策划编辑：王成成
责任编辑：王成成　　装帧设计：怡　一　[荷]乔布、约里斯和玛莉克
责任校对：赵卫平　　责任监印：周　萍
出版发行：漓江出版社　　　　社　　址：广西桂林市南环路22号
邮　　编：541002　　发行电话：0773-2583322　　010-85893190
传　　真：0773-2582200　　010-85893190-814
邮购热线：0773-2583322　　　　电子信箱：ljcbs@163.com
网　　址：http://www.Lijiangbook.com
印　　制：北京尚唐印刷包装有限公司　　开　　本：880×1230　　1/32
印　　张：4.75　　　　字　　数：60千字
版　　次：2018年8月第1版　　印　　次：2018年8月第1次印刷
书　　号：ISBN 978-7-5407-8470-6　　定　　价：45.00元

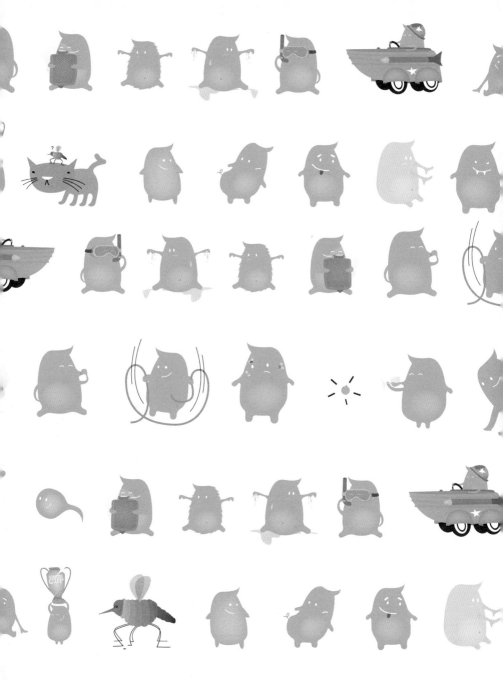

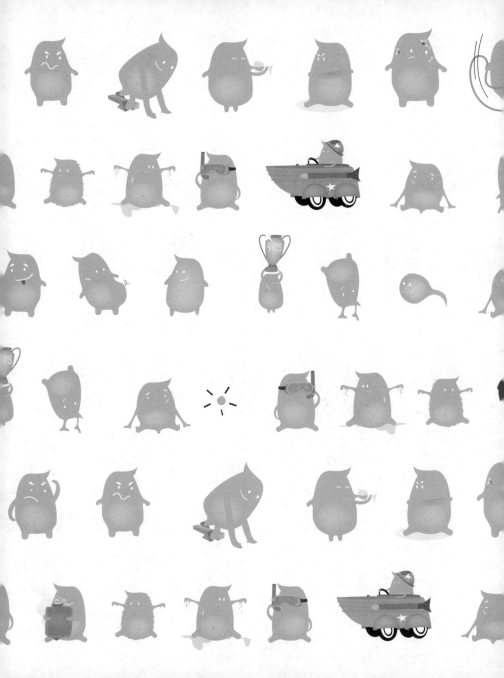